中医思想文化丛书

本书为国家重点基础研究发展计划（"973计划"）
项目成果（项目号：2011CB505402）

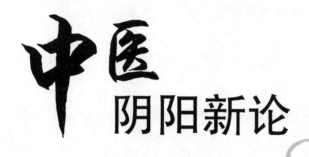

中医
阴阳新论

王正山　张其成　著

U0307634

中国中医药出版社
·北　京·

图书在版编目（CIP）数据

中医阴阳新论/王正山，张其成著 . —北京：中国中医药出版社，2017.2
（2020.11 重印）（中医思想文化丛书）
ISBN 978 – 7 – 5132 – 3757 – 4

Ⅰ.①中… Ⅱ.①王… ②张… Ⅲ.①阴阳（中医）– 研究 Ⅳ.①R226

中国版本图书馆 CIP 数据核字（2016）第 264374 号

中 国 中 医 药 出 版 社 出 版
北京经济技术开发区科创十三街31号院二区8号楼
邮政编码 100176
传真 010 64405750
三河市同力彩印有限公司印刷
各地新华书店经销

*

开本 710 × 1000 1/16 印张 15 字数 198 千字
2017 年 2 月第 1 版 2020 年 11 月第 3 次印刷
书 号 ISBN 978 – 7 – 5132 – 3757 – 4

*

定价 45.00 元
网址 www.cptcm.com

如有印装质量问题请与本社出版部调换（010 64405510）
版权专有 侵权必究
社长热线 010 64405720
购书热线 010 64065415 010 64065413
微信服务号 zgzyycbs
书店网址 csln.net/qksd/
官方微博 http://e.weibo.com/cptcm
淘宝天猫网址 http://zgzyycbs.tmall.com

丛书前言

天佑中华，赐我中医。三皇肇始，五帝开基。千年传承，护佑苍生；世代坚守，保民健康。大医国风，乾坤浩荡！医魂仁心，山高水长！

中医药学是打开中华文明宝库的钥匙，也是中华文化伟大复兴的先行者！

当今时代，中医遇到了天时、地利、人和的最好时机，也遇到了前所未有的挑战与生死存亡的危机。如果我们还不能把握机遇，还不能赢得挑战、战胜危机，那么中医很可能将不复存在！我们这一代人将愧对历史、愧对未来！

如何继承好、发展好、利用好中医药；如何发掘中医药宝库中的精华，发挥中医药的独特优势，推进中医药现代化，推动中医药走向世界；如何在建设健康中国、实现中国梦的伟大征程中谱写新的篇章；这是历史赋予我们的使命，也是未来对我们的期盼，需要中医药行业内，以及行业外各界人士一起努力，联合攻关，协同创新。

当然，首先要解决的是中医药学思想文化基础问题，要厘清本源，搞清楚中医的世界观、生命观、价值观，搞清楚中医与思维方式，搞清楚中医与中国传统文化（包括人文与科技）的关系。因为就中医的命运而言，从根本上说中医的兴衰是中华传统文化兴衰的缩影，中医的危机是中国传统文化危机的缩影，是否废止中医是"中西文化之争"社会思潮的重要环节……如何发展中医已经不仅仅是中医界本身的事，而是整个思想界、文化界的事，是炎黄子孙及有识之士的使命和担当。

本丛书立足于整个思想文化大背景，对中医生命哲学、中医象数思维、中医精神文化、中医阴阳五行等内涵问题，中医与易学，中医与儒释道，中医与古代科技、中医医事文化等相关问题进行深入研究，有的是历时 20 余年的论文汇编，有的是国家级、省部级科研项目的结题成果，希望能为厘清中医思想文化源流、揭开中医文化神秘面纱、展现中医文化神奇魅力贡献一分力量！

张其成

2016 年 7 月

编写说明

本书是根据科技部"973 计划"项目子课题"中医原创思维与健康状态辨识方法体系研究·中医思维认知科学研究"确定的，是在王正山的博士论文《中医阴阳的本质及相关问题研究》基础上，由张其成修改整理而成。

本书上篇集中讨论中医阴阳的本质及数学特性。其中又分为四章：

第一章讨论中医阴阳的本质及基本数学特性。

第二章对经典中医体系中最重要的几类"具体阴阳"进行深入分析，如寒热、空间、气味、清浊、营卫、脏腑等，讨论了这些基本概念中存在的众多逻辑问题与悖论。

第三章将阴阳的二元关系进行扩展，用于讨论集合之间阴阳关系的判定方法。

第四章将用于描述单个属性的"具体阴阳"进行扩展，提出了"复合阴阳"和"属性向量"的概念，用于描述一个具有多个属性的事物的整体阴阳。

中篇讨论阴阳的相互关系和扶阳与滋阴学派之争的问题。具体分两章：

第五章讨论阴阳的相互关系，从四个方面对阴阳的关系进行了分析。①单一属性上的阴阳关系。②不同属性间的阴阳关系。③人体阴阳与外界阴阳的关系。④阴阳平衡。

第六章讨论扶阳与滋阴学派之争，对扶阳和滋阴两派进行了界定，并详细讨论了两派的主要源流、主要医家及其特色；亦详细讨论了两派论争的焦点、论证方法及其逻辑问题等。

下篇主要讨论与阴阳相关的三个重要概念——气、四象和五行，及其与阴阳的关系。

　　本书撰写过程中，得到了中国中医科学院傅景华教授、张瑞贤教授、朱建平教授的指导，同时得到陈璞老师、吴见非老师、马楠博士多方面的支持和帮助，在此一并表示诚挚的感谢！

张其成

2016 年 12 月

目 录

绪论 …………………………………………………… 1

一、中医阴阳的本质 ……………………………… 2

二、中医阴阳的数学特性与量度 ………………… 9

三、中医阴阳的相互关系 ………………………… 11

四、主要研究方法 ………………………………… 12

上篇 中医阴阳的本质及数学特性 …………… 15

第一章 论阴阳的本质及数学特性 …………… 17

第一节 论阴阳的本义 …………………………… 17

第二节 论抽象阴阳与具体阴阳 ………………… 18

第三节 论划分阴阳的标准 ……………………… 20

第四节 论阴阳的本质是二元关系 ……………… 22

第五节 论阳属性与阴属性 ……………………… 23

第六节 论阴阳的特例 …………………………… 24

一、绝对阴阳 ……………………………………… 24

二、默认阴阳 ……………………………………… 25

第七节 论阴阳虚实及其量度 …………………… 26

一、论阴阳虚实的含义 …………………………… 26

二、论中医阴阳的可观测性 ……………………… 27

三、论阴阳虚实的量度 …………………………… 30

第二章　几类常见的"具体阴阳"辨析 ……………………………… 32

　第一节　论中医寒热的本质及其逻辑问题 …………………… 32

　　一、论外内寒热与温度 …………………………………… 33

　　二、论上下寒热与温度 …………………………………… 34

　　三、论寒热阴阳中的悖论 ………………………………… 35

　　四、论药性之寒热 ………………………………………… 36

　　五、论药性寒热与症状寒热之关系 ……………………… 38

　　六、寒热的度量 …………………………………………… 38

　第二节　论空间之阴阳及其逻辑问题 ………………………… 41

　　一、论左右之阴阳 ………………………………………… 41

　　二、论前后之阴阳 ………………………………………… 47

　　三、论上下之阴阳 ………………………………………… 48

　　四、论外内之阴阳 ………………………………………… 49

　第三节　论气味阴阳及其逻辑问题 …………………………… 51

　　一、论气为阳，味为阴 …………………………………… 51

　　二、论气、味之阴阳及其逻辑问题 ……………………… 53

　　三、论气味之厚薄及其阴阳 ……………………………… 54

　　四、论气味厚薄阴阳之逻辑问题 ………………………… 57

　第四节　论清浊之阴阳及其逻辑问题 ………………………… 59

　　一、论中医清浊的含义 …………………………………… 59

　　二、论清浊之阴阳及其理论渊源 ………………………… 62

　　三、阴阳清浊中的逻辑问题 ……………………………… 63

　　四、论清升浊降理论及其逻辑问题 ……………………… 64

　第五节　论营卫之阴阳及其逻辑问题 ………………………… 66

　第六节　论脏腑之阴阳及其逻辑问题 ………………………… 70

一、论五脏之"泻" ·· 71

二、论六腑之"藏" ·· 73

第三章 "集合阴阳"与属性划分 ·························· 74

第一节 "集合阴阳"概念的提出 ···················· 74

第二节 属性集的划分及其阴阳 ···················· 75

第三节 论"一分为二"与"一分为三" ·········· 78

第四章 论"复合阴阳"与属性向量 ·················· 80

第一节 "复合阴阳"概念的提出 ···················· 80

第二节 "复合阴阳"与属性向量 ···················· 81

第三节 属性向量与人体健康模型 ·················· 82

第四节 论药性向量 ·· 84

一、药性向量的概念 ···································· 84

二、药物的相似度 ·· 85

三、药性的强弱 ·· 86

第五节 药方矩阵与药方向量 ·························· 86

一、药方矩阵 ·· 86

二、药性叠加与药方向量 ······························ 87

三、药方的相似度 ·· 88

第六节 药方向量与人体健康向量 ·················· 88

中篇 中医阴阳的相互关系研究 ·························· 91

第五章 阴阳的相互关系 ···································· 93

第一节 论单一属性上的阴阳关系 ·················· 93

一、对立制约 ·· 93

二、互根互用 ·· 94

三、相互转化 ·· 94

第二节　论不同属性间的阴阳关系 ·············· 96

一、不同属性间的正相关关系 ·············· 96

二、不同属性间的逆相关关系 ·············· 96

三、不同属性间的函数相关关系 ·············· 97

四、不同属性值间的不相关关系 ·············· 97

第三节　论人体阴阳与外界阴阳之关系 ·············· 98

一、人体阴阳与外界阴阳之同步消长 ·············· 99

二、人体阴阳与外界阴阳之反向消长 ·············· 99

第四节　人体阴阳与药物阴阳之关系 ·············· 100

一、人体阴阳与药物阴阳之同步消长 ·············· 100

二、人体阴阳与药物阴阳之反向消长 ·············· 100

第五节　论阴阳平衡 ·············· 101

第六章　从阴阳关系看扶阳与滋阴学派之争 ·············· 102

第一节　略论扶阳派源流 ·············· 103

一、扶阳学派的界定 ·············· 103

二、略论《周易》之阳主阴从、贵阳贱阴思想 ·············· 104

三、略论《黄帝内经》中的扶阳思想 ·············· 105

四、略论《中藏经》中的扶阳思想 ·············· 105

五、略论窦材《扁鹊心书》中的扶阳思想 ·············· 106

六、略论张景岳的扶阳思想 ·············· 107

七、略论黄元御的扶阳思想 ·············· 110

八、略论郑钦安的扶阳思想 ·············· 114

第二节　略论滋阴派源流及其主要观点 ·············· 123

一、滋阴学派的界定 ·············· 123

二、略论《连山易》《归藏易》不"贵阳贱阴" ·············· 125

三、略论《黄帝内经》不主扶阳 ·········· 127

四、略论刘完素的"泻火"思想和阴阳观 ·········· 130

五、略论朱丹溪的"滋阴"思想和阴阳观 ·········· 136

六、略论清代温病诸师的阴阳观 ·········· 143

第三节 两派论争的焦点、论证方法及其逻辑问题 ·········· 151

一、两派论争之焦点 ·········· 151

二、两派论证方法及其逻辑问题 ·········· 155

第四节 从阴阳的关系看扶阳与滋阴学派之争 ·········· 163

一、从"具体阴阳"看扶阳与滋阴学派之争 ·········· 163

二、从阴阳属性看扶阳与滋阴学派之争 ·········· 164

第五节 对扶阳滋阴两派长期对峙原因的分析 ·········· 165

一、病人正反馈说 ·········· 166

二、病人选择说 ·········· 167

三、师承授受说 ·········· 168

四、同病异治说 ·········· 169

下篇 中医阴阳与相关问题的研究 ·········· 171

第七章 阴阳与气 ·········· 173

第一节 论"气"与"气化" ·········· 174

一、论"气"的含义 ·········· 174

二、论"气"的属性 ·········· 178

三、论"气化"与"气化学说" ·········· 181

第二节 传统气化学说的气化动力初探 ·········· 183

一、《易经》中关于气化动力的论述 ·········· 184

二、《黄帝内经》中关于气化动力的论述 ·········· 186

三、传统气化学说的局限 ·········· 188

第三节　论"气"与阴阳的关系 ……………………………… 190

第八章　阴阳与"四象" …………………………………… 191

第一节　论阴阳与"四象" ………………………………… 192

第二节　论"正统四象说" ………………………………… 193

第三节　论"医家四象说" ………………………………… 194

第四节　《黄帝内经》五脏应"四象"的两种方式探讨 ………… 197

第九章　阴阳与五行 ………………………………………… 199

第一节　论五行的基本属性 ………………………………… 200

一、论五行的本义 ………………………………………… 200

二、论五行的基本属性 …………………………………… 204

三、关于五行的起源 ……………………………………… 208

第二节　论五行与时空相配 ………………………………… 209

一、论五行配时间 ………………………………………… 209

二、论五行配空间 ………………………………………… 212

第三节　五行生克内涵辨析 ………………………………… 213

一、对五行生克的主流解释及问题 ……………………… 213

二、论五行相生 …………………………………………… 216

三、论五行相克 …………………………………………… 218

第四节　论五行的阴阳属性 ………………………………… 221

一、金木水火的阴阳属性 ………………………………… 221

二、土的阴阳属性 ………………………………………… 221

三、《黄帝内经》"至阴"考 ……………………………… 222

绪 论

　　阴阳是中医最基础的概念，贯穿于中医理论体系的方方面面。其论养生曰："法于阴阳，和于术数。"又曰："提挈天地，把握阴阳。"(《素问·上古天真论》) 其论人体，则曰："人生有形，不离阴阳。"(《素问·宝命全形论》) 论诊法，则曰："察色按脉，先别阴阳。"(《素问·阴阳应象大论》) 又曰："微妙在脉，不可不察，察之有纪，从阴阳始，始之有经，从五行生。"(《素问·脉要精微论》) 又曰："谨熟阴阳，无与众谋。"(《素问·阴阳别论》) 其论治法，则曰："凡刺之方，必别阴阳。"(《素问·标本病传论》) 凡此种种，皆以辨别阴阳为中医之根本。所以《素问·阴阳应象大论》开篇即谓："阴阳者，天地之道也，万物之纲纪，变化之父母，生杀之本始，神明之府也，治病必求于本。"《素问·四气调神大论》强调说："阴阳四时者，万物之终始也，死生之本也，逆之则灾害生，从之则苛疾不起，是谓得道。"又曰："从阴阳则生，逆之则死；从之则治，逆之则乱。"因此，可以毫不夸张地说，整个《黄帝内经》(以下简称《内经》) 和构建于其上的经典中医体系，正是用阴阳来"纲纪万物"的，从天时变化、天人关系，人之生理、病理、藏象、经络，诊法、治则、药物，乃至针灸取穴等，可谓一以贯之。

　　从《内经》时代起，直到清朝末年的几千年里，阴阳五行学说一直被当作中医理论理所当然的基础，从未遭到怀疑。然而，近代以来，这一基础却遭到许多学者的怀疑和批评，严复、梁启超、章太炎等著名学者皆有相关的论述。梁启超曾于1923年在《东方杂志》上发表"论阴阳五行说之来历"

一文，开篇即曰："阴阳五行说，为二千年来迷信之大本营。直至今天，在社会上犹有莫大势力。今当辞而辟之。"此后，章太炎先生于1926年在《医界春秋》上发表"论五脏附五行无定说"一文，全面否定五行学说。章氏认为，五脏"分配五行，本非诊治的术，故随其类似，悉可比附……今人拘滞一义，辗转推演于藏象病候，若皆言之成理，实则了无所当，是亦可以已矣"。余云岫指出："凡吾国一切学术，皆蒙阴阳之毒；一切迷信拘牵，皆受阴阳五行之弊。邪说之宜摈也久矣！"[①] 对阴阳五行学说的批评，引发了中医学界激烈的争论。据沈伟东统计，从民国创立，到抗战爆发之间的20余年里，关于阴阳五行、运气学说存废之争的论文，仅上海地区出版的中医药期刊发表的论文就有360余篇，见于20多种刊物，其中著名的期刊有《医界春秋》《中医杂志》《中医世界》等[②]。支持者认为，阴阳五行学说是中医理论的精华与生命力所在，应该继承和发扬；反对者则认为，阴阳五行学说是中医的糟粕，应该批判与废弃。这场论争一直持续到现在，仍无定论。

不过，无论支持者或者反对者，都无法否认这样一个事实：如果不深入理解阴阳学说，就不可能真正理解经典中医的理论内涵。如果能够弄清阴阳学说及其内在问题，那么架构于其上的整个中医理论，其问题也就迎刃而解了。

近年来，关于中医阴阳的本质及相关问题的研究甚夥，不能一一枚举。我们把这些研究大致分为如下三个方面，并分别讨论相关的研究进展。

一、中医阴阳的本质

20世纪70年代以来，关于中医阴阳的本质问题研究众多，主要有如下

---

① 余云岫，恽铁樵著；周鸿飞点校.《灵素商兑》与《群经见智录》[M]. 北京：学苑出版社，2007：7.

② 沈伟东. 中医往事：1910～1940，民国中医期刊研究 [M]. 北京：商务印书馆，2012：31－32.

四个方面。

（一）从生命科学的角度，寻找阴阳的物质基础

研究者们希望通过现代生物学的方法，从人体内部寻找到一些类似"阳物质"或"阴物质"的成分。一旦这些成分被确认，中医的所谓阳虚证、阴虚证的本质就可以归结为特定物质的减少或者增多：当"阳物质"在人体的比例低于正常值时，患者出现阳虚症状；当"阳物质"在人体的比例高于正常值时，人体出现阳盛的症状；当"阴物质"在人体的比例低于正常值时，患者出现阴虚症状；当"阴物质"在人体的比例高于正常值时，人体出现阴盛的症状[①]。其中一些比较重要的研究成果如下。

1. 环核苷酸与阴阳。1973 年，美国生物学家 Goldberg 根据环磷腺苷（cAMP）、环磷鸟苷（cGMP）这一对环核苷酸对细胞功能的相互拮抗、相互依存作用，提出 cGMP 和 cAMP 是中医阴阳的物质基础，并认为 cAMP 升高为阳，cGMP 升高为阴[②]。此后国内学者也进行了大量研究。多数报道显示，cAMP 升高为阳，但也有部分学者持不同意见[③]。

2. 核酸与阴阳。核酸的传递复制调节是细胞能量代谢的重要基础。近年的研究发现阴阳的调节与核酸代谢有内在联系。如上海中医学院的动物实验表明：助阳药物能使阳虚动物肝、脾核酸含量上升，肝细胞琥珀酸脱氢酶活性上升，并有保护阳虚动物的肝细胞及脾脏淋巴细胞的作用。滋阴药能使阴虚动物的肝、脾核酸合成率下降；反之，肝脏核酸合成率降低时，滋阴药又可使之升高，并能使降低的肝糖原上升[④]。

---

① 沈自尹. 中医理论现代研究 [M]. 南京：江苏科学技术出版社，1988：43.

② 郑广华，张善徽. 阴阳学说与环核苷酸 [J]. 自然杂志，1980，2（4）：208－812.

③ 国家中医药管理局. 建国 40 年中医药科技成就 [M]. 北京：中医古籍出版社，1989：22.

④ 国家中医药管理局. 建国 40 年中医药科技成就 [M]. 北京：中医古籍出版社，1989：23.

3. 前列腺素与阴阳。有学者指出，人体前列腺素中的血栓素（TXA2）与前列环素（PGL2）也能产生类似 cAMP 和 cGMP 的拮抗作用。其中血栓素（TXA2）激发血小板凝固形成血栓，成为主动脉硬化的始动因子，而前列环素（PGL2）的作用则是防止血栓的形成。两者也构成一对阴阳关系①。

4. 人体微量元素与阴阳。敖宁建等提出"锌－铁阴阳论"，认为中医阴阳证是微观物质运动的宏观表现形式，这些微观物质是以锌（Zn）和铁（Fe）为代表的化学元素，其中 Zn 代表阴，Fe 代表阳，人体中 Zn 与 Fe 的比例代表阴阳的平衡关系，Zn 与 Fe 比例的变化，以及 Zn 和 Fe 总量的变化，导致人体健康状况与体质的变化②。

我们认为，此类研究对加深中医对人体阴阳物质基础的认识有帮助，但不可以把阴阳的本质简单地等同于其物质基础。

（二）从人体生命对立统一的过程中寻找阴阳关系

我们知道，阴阳是对自然界相互关联的某些事物和现象对立双方的概括，凡对立统一的属性、过程、现象皆可以构成阴阳关系。故相对而言，从人体生命中对立统一的过程中寻找阴阳关系，此类研究更接近中医阴阳的本质。其中一些代表性的成果如下。

1. 人体内分泌调节的阴阳关系。人体的内分泌调节，往往不是由单一的激素来完成，而是通过激素间的相互作用与反馈调节而实现平衡的。如利尿与抗利尿、胰岛素与高血糖素、蛋白分解与蛋白合成等。这些对立统一的过程，皆属于中医的阴阳关系③。

2. 神经系统中的阴阳关系。如植物神经系统中交感与副交感神经在各种组织器官上作用的对立表现。杨氏等对 87 例溃疡病胃大部切除术患者在手术

---

① 李芳生. 中医阴阳学说的分子基础［J］. 辽宁中医杂志，1998，25（4）：156－157.

② 敖宁建. 中医阴阳证的本质［J］. 亚太传统医药，2007（7）：30－35.

③ 沈自尹. 中医理论现代研究［M］. 南京：江苏科学技术出版社，1988：43.

前后进行了中医辨证和植物神经功能状态的测定，发现阴虚型与交感反应型的指标变化趋向一致，阳虚型与副交感反应型的指标变化趋向一致①。

3. 机体氧化平衡中的阴阳关系。余文静等通过对中医阴阳平衡与机体氧化还原态平衡关系的对比，认为"机体氧化还原态平衡可能是人体阴阳平衡的客观反映"②。

我们认为，这类研究比较符合中医阴阳的本质，但偏于狭隘。中医的阴阳学说是可以用于解释天地万物运动变化的一个学说（所谓"天地之道""万物之纲纪"），天地间万事万物皆可分阴阳，也可以用阴阳来解释。试图把阴阳的本质归结为人体内的某些具体物质或者某些过程，其理解过于狭隘。

（三）从系统论、信息论等现代科学角度出发，探求阴阳的本质

祝世讷先生从系统科学的角度指出③，"根据现代生命科学的知识和已有研究，可把阴阳理解为人的生命活动中统一的物质、能量、信息运化过程的两个方面或两种过程流。……'阴阳失调'是这两种过程流的运化机制、运化状态及相互作用机制和关系的异常，失去的是'调''和'，无法理解为多了或少了什么'阴物质'或'阳物质'；其具体原因是多方面、多层次、多性质因素的交互作用，无法归结为一种或两种特异性物质成分的增减或其比值的改变"。

王强等从信息论的角度指出，"阴阳的本质是信息态的存在"，"具有不确定性、间接性、随机性的信息关系"④。

杨武功等认为，"阴阳的本质是能量状态的分界。低能量状态为阴，高能

---

① 杨蓁，张伯讷，柯雪帆，等. 对"阴虚则热，阳虚则寒"本质的研究［J］. 上海中医药杂志，1981（8）：41.

② 余文静，李著华. 中医阴阳平衡与机体氧化还原态平衡关系的初探［J］. 湖北：时珍国医国药，2010，11，（21）：2963 - 2965.

③ 祝世讷. 阴阳的本质究竟是什么［J］. 山东中医学院学报，1996（1）：2 - 6.

④ 王强，辛国芳. 阴阳的本质是信息态的存在［J］. 中国医药学报，1996（5）：19 - 21.

量状态为阳。按能量状态的分界能很好地解释有关阴阳的问题"①。

我们认为，从系统论、信息论等现代科学角度出发，探求阴阳的本质是一个可行的切入点，或许能够为中医的发展提供参考，甚至有可能将中医基础理论架构在比较坚实的现代科学的基础之上。但应该注意到，此类研究往往缺乏对中医实践的具体指导作用。

（四）利用文献研究和逻辑思辨的方法，探求阴阳的本质

当前学术界也有不少人利用文献研究和逻辑思辨的方法，探求阴阳的本质。此类研究数量甚多，良莠不齐，兹略举数则。

杨学鹏系统梳理了阴阳概念的形成与发展源流，并指出阴阳有三大"根系"：①"阴阳是实体"，而且是"具有对立关系的实体"。如日月、天地、水火等。②阴阳是气，如阴气、阳气、湿气、燥气、寒气、热气皆可以分阴阳。③"阴阳是事物的属性"。并指出"中医临床诊断以体征和症状的阴阳属性为根据，中医阴阳学说的实用性模型主要源于阴阳的属性根系""阴阳的量的属性是中医阴阳学说的精髓"②。杨氏之说，可谓有见。杨氏《阴阳——气与变量》中尚有许多精辟的见解，在后面的论文中我们将进一步介绍。

刘氏认为，"阴与阳，是一对相对而言的部位概念；而阴气与阳气，则是指的这两个不同部位之间的一对运动方向相反的'气'：在外的阳气，向内流入；而起于内的阴气，向外流出"③。我们认为，此说把阴阳定义为"一对相对而言的部位概念"，过于狭隘。

陈氏认为，"阳即阳经之卫气，阴即五脏之卫气（即脏气）"，并认为此解释"从根本上指明了阴阳的确切意义，以其理解《黄帝内经》思想，其中

① 杨武功，杨滨.中医阴阳的物理本质［J］.中国中医基础医学杂志，1995（3）：53－54.
② 杨学鹏.阴阳——气与变量［M］.北京：科学出版社，1993：28－30，49.
③ 刘宝义.阴阳五行原理与藏象经络实质初探［D］.山东中医药大学，2003：1.

的困惑皆可迎刃而解"①。我们认为，此说明显不通。阴阳本"以对待而言，所指无定在"②，如言卫为阳，是相对营为阴来说的；说脏为阴，是相对于腑为阳来说的，非要把阴阳指定为固定的某物，是不可取的。更何况，从未见《内经》有把三阳经之卫气与五脏之卫气对待讲阴阳的例子。总之，此观点不符合阴阳的原理。

相对而言，仍以目前学术界公认的阴阳定义最为可取。如中医高校通用的普通高等教育"十五"国家级规划教材《中医基础理论》（七版教材）的定义是："阴阳，是中国古代哲学的一对范畴，是对自然界相互关联的某些事物或现象对立双方属性的概括。"③ 不过，此定义尚有不足。我们先看看历代医家对阴阳本质的看法。

元·朱丹溪《局方发挥》中曾说，"阴阳二字，固以对待而言，所指无定在，或言寒热，或言血气，或言脏腑，或言表里，或言动静，或言虚实，或言清浊，或言奇偶，或言上下，或言正邪，或言生杀，或言左右。求其立言之意……"③。

明·张介宾《类经·阴阳类》说："道者，阴阳之理也。阴阳者，一分为二也。"④

清·何梦瑶《医碥》说："医书动言阴阳，而不切指其为何项，甚属蒙混，当细分之。（如言阴虚，则未知其言血虚耶？肺虚耶？肾水虚耶？肾火虚耶？何不切指之曰血虚、曰肺虚、曰肾水虚、曰肾火虚之为明白也）"⑤

余云岫《灵素商兑》中指出："夫所谓阴阳者，犹物之有表里、静动，

---

① 陈长龙.论《黄帝内经》阴阳的本质 [J].河南中医，2014，2（34）：199－200.

② 元·朱丹溪撰，田思胜等主编.朱丹溪医学全书 [M].北京：中国中医药出版社，2006：38.

③ 孙广仁主编.中医基础理论 [M].北京：中国中医药出版社，2002：34.

④ 明·张介宾编著；郭洪耀等校注.类经 [M].北京：中国中医药出版社，1997：7.

⑤ 清·何梦瑶.医碥 [M].上海：上海科学技术出版社，1982：20.

数之有盈虚，度量之有修短、轻重，动植之有男女、雌雄，磁电之有反正，化学之有酸碱。凡物性之相反者，皆得而名之。……非有神妙不测之玄机包括于其中也。"① 余氏此书，本为推翻阴阳五行学说而发，然其论阴阳的这句话，实为有见。后面我们将进一步讨论。

以上四条引文，有几个要点应引起我们的重视：

1. 阴阳是对立双方关系的一种描述。"以对待而言"，"一分为二"，"凡物性之相反者，皆得而名之"，这与学术界对阴阳的理解是一致的。我们认为，这就是阴阳的本质。

2. 阴阳可以从不同角度理解。从不同的角度看有不同的阴阳，需要具体区分。在中医的临床中，需要"求其立言之意"，"切指其为何项"，不可"蒙混"。

很显然，抽象的阴阳概念和具体属性上的阴阳是有区别的。为方便起见，我们把这种"以对待而言""一分为二""凡物性之相反者，皆得而名之"的抽象阴阳概念称之为"抽象阴阳"，而把具体的寒热、燥湿等阴阳称为"具体阴阳"。

区分"抽象阴阳"和"具体阴阳"是非常重要的一步，本书的研究正是从这里出发的。把握了"抽象阴阳"，也就把握了阴阳的实质，我们就不会陷入一些简单的错误中（比如纠结于人体到底哪种具体物质是阴，哪种具体物质是阳的问题）。反之，任意一种具体物质，或者人体的指标，其升高和降低都可以构成一对阴阳。而把握了"具体阴阳"，讨论问题就能够清晰而具体，不致流于"蒙混"。这本来是非常简单的道理，但问题恰恰出在这里。在阴阳上面"蒙混"，可谓是古今医家的通病。比如扶阳派和滋阴派论争了上千年，前者认为人体阳气最重要，阳虚病人最多；后者则持相反意见。其

---

① 余云岫，恽铁樵著；周鸿飞点校．《灵素商兑》与《群经见智录》[M]．北京：学苑出版社，2007：8.

实两派很多时候都在空谈阴阳，如果能够"切指其为何项"，落实到具体的属性上，我们将发现，无论是寒热、燥湿、气血、气机之升降等，亦或五脏六腑之阴阳，都以平衡为贵，偏阴偏阳，皆为病态。这个问题，将在中篇详细探讨。

3. 划分阴阳的标准。 无论是《内经》，还是上面所引的四条引文，都没有能够给出一个普适的划分阴阳的标准，而只是给出一些特例。这是我们要注意到的。关于这个问题，尚需进一步讨论。

综上所述，学术界关于阴阳的定义，主要关注到其抽象意义，而对"具体阴阳"的内涵认识不够清晰。这是本书首先要解决的一个问题。

二、中医阴阳的数学特性与量度

众所周知，传统的阴阳学说长于定性，而短于定量，缺乏严格性和精确性，这是中医科学化和现代化的一大障碍。有鉴于此，不少学者尝试从数学的角度来研究阴阳学说。其中比较有影响的成果如下。

赵喜新由自然界的阴阳转化现象出发，提出了阴阳消长平衡转化的正弦函数式[1]。赵氏的模型，本质上是一个二维模型，其中把阴阳作为同一个属性上的两种相反的状态，而该属性值为一个维度，时间则是另外一个维度。阴阳状态随时间的变化，则构成了阴阳空间。

翟忠信提出了一个动态数学模型[2]。该模型将阴阳定义为一个二维的空间，其中 x 轴为阴，y 轴为阳。二维空间中的每个点都是机体的一个阴阳态。再引入一个时间轴，即可描述机体不同时间的阴阳平衡态。通过对这一模型的稳定性分析，解释了由机体阴阳状态的变化所产生的多种病理现象，并说

---

① 赵喜新. 中医阴阳学说的数学模型［J］. 河南中医，1997，17（5）：264 – 265.

② 翟忠信. 中医阴阳学说的一个数学模型［J］. 数理医药学杂志，1999，12（4）：302 – 304.

明了在某些特定情况下应采取的治疗方法及其临床意义。相对而言，翟氏的模型，比赵氏的模型更为合理，拥有更强的解释性。

吴昌国引用数学的复数概念，为阴阳理论的多种应用形式确立表达式，从复数的虚实相关性对应地探讨阴阳之间的特殊关系形式，提出了阴阳平衡及阴阳失调的定量分析模型①。此模型与翟氏模型本质上相通，但不如翟氏的完备。

其他相关的研究还有不少，如李金林提出阴阳相关性的泛系模型②，赵致铺等建立阴阳之间的微积分公式和阴阳定量与药物定量之间的数学表达式，尝试对脏腑之中的阴阳定量及药物用量提供依据③。秦建增等采用二进制数字语言对阴阳理论进行了数字编码，完成了对中医学阴阳理论数字模型的构建，并初步论证了中医学理论数字化的可行性④。

从整体上看，这一系列的研究，存在如下问题。

1. 此类研究大多出自数学工作者，短于中医理论及实践。故构建的模型多偏于理论，和实际较为脱离，不易为中医学者接受和理解，更难以具体运用。

2. 此类研究模型中所谓的阴阳，主要偏向于"抽象阴阳"，未能意识到人体内存在多种复杂的"具体阴阳"及其相互关系。故其构建的模型看似复杂，实则过于简单，描述能力有限。

3. 此类模型基本都局限于描述人体阴阳，至今还没有出现能够同时用于

① 吴昌国. 复数在中医阴阳理论中的应用研究 [J]. 中国中医基础医学杂志, 2002, 8 (4): 65 – 67.

② 李金林. 阴阳相关性的泛系模型 [J]. 西北民族学院学报（自然科学版）, 2002, 23 (1): 1 – 3.

③ 赵致铺, 赵威. 中医阴阳理论的数学模型之建立及其微积分定量的研究 [J]. 四川中医, 2005, 23 (11): 8 – 10.

④ 秦建增, 陈宝田. 中医阴阳数字模型 [J]. 第一军医大学学报, 2004, 24 (8): 933 – 934.

描述人体阴阳、疾病模型、药物模型和药方模型的数学模型。

本书研究的第二个目标，即是试图解决如上三个方面的问题，给出一个更合乎中医理论的数学模型。主要目标有三：①给出对阴阳的严格数学定义。②由阴阳的数学定义，推导出阴阳的数学特性。③建立一个能够同时用于描述人体阴阳、疾病模型、药物模型和药方模型的数学模型。

三、中医阴阳的相互关系

阴阳的相互关系是阴阳学说的核心内容之一。阴阳的关系，目前被学术界广泛认可的，主要有如下几种：对立制约、互根互用、消长平衡、相互转化等。由于对阴阳的实质认识不清，未能区分"抽象阴阳"与"具体阴阳"，故学术界对阴阳的关系认识，整体仍然处于比较"混沌"的状态。我们认为，研究阴阳的关系，要想取得突破性进展，应从如下三个方面着手。

（一）"抽象阴阳"之阴阳间的关系

传统的阴阳关系研究基本都属于这个范畴。

（二）不同属性（事物）之间的阴阳关系

本方面具体包括：①同一属性上的阴阳关系。②不同属性间的阴阳关系。③人体阴阳与外界阴阳之关系。这些关系，最好能够用形式化、数学化的方式来描述，从而为量化调整具体的阴阳提供指导。

（三）阴阳之间的主从关系

这个问题涉及中医学中最核心的两大支派——"扶阳学派"与"滋阴学派"之争的焦点，因此问题长期得不到有效解决，故导致两派间存在大量水火不容的冲突性问题。

本书将从上述三个方面展开阴阳关系之研究。

四、主要研究方法

我们在研读《内经》《伤寒论》《金匮要略》等重要经典的基础上，又广泛阅读历代中医著作，综合运用文献互证、数学推演、逻辑推理、信息检索等方法进行研究。

（一）文献互证

中医里有许多重要的问题，在不同的著作、甚至同一著作的不同地方，观点各异，表述方式也不尽相同。比如以五脏配四象、四象应四时的问题，在《内经》的不同篇章中有着不同的说法，只有应用文献互证的方法，才能系统梳理清楚相关问题的来龙去脉。又比如《易经》与《内经》之中的扶阳思想，一直为历代扶阳派学者所称引。然而，综合研究上古三易——《连山》《归藏》和《周易》之后，发现其实《连山》《归藏》皆不主扶阳。《内经》主要受到《归藏》易的影响，故主阴阳平衡观，而无明显的扶阳倾向（相关的内容，请参考中篇）。总之，综合利用文献互证的方法，有助于梳理清楚不同观点的来龙去脉，避免一隅之偏。

（二）数学推演

本书上篇主要讨论阴阳的本质与数学特性。在这里，我们多处运用数学推演的方法，来形式化地证明阴阳的一些具体特性和定理。本书中运用最多的数学理论是集合论和线性代数理论。要理解这些内容，读者需要具备一定的数学功底。

（三）逻辑推理

众所周知，取类比象是中医最核心的论证问题的方法。但是，"取类比象"本身并不是严格的逻辑方法，不能保证结论的正确性。这就导致，在中医学中，面对同样的问题，采用同样的类推方法，不同的学者有可能得出完全相反的结论。比如朱丹溪和吴鞠通都以天地、日地等关系来类比人体阴阳之关系，前者推出"阳常有余，阴常不足"，应该以滋阴为主；后者则推出"阳应有余，阴应不足"，应该以扶阳为本。本书中，我们把逻辑推理当作一个重要的工具，对中医学中的许多重要概念进行剖析，以期发现植根于中医学理论体系最底核的问题。

（四）信息检索

本书涉及大量的医学、数学以及文学、历史、哲学等方面的文献，这些文献我们不可能一一从头到尾阅读、记录笔记，然后再总结和归纳。所以在研究中，我们最大限度地利用了现代信息检索技术，发现和整理与研究相关的内容。

上篇 中医阴阳的本质及数学特性

第一章　论阴阳的本质及数学特性①

在绪论中，我们曾指出，目前中医学界关于阴阳本质的研究面临一个突出问题，即把阴阳的本质想象为某种特异性的物质成分，并试图通过实验找到某种具体的"阳物质""阴物质"。这实际上是把阴阳的本质与阴阳的物质基础混淆了。对此祝世讷先生指出，"阴阳的本质是抽象的，需从理论上概括，无法归结为物质实体。阴阳的物质基础是具象的，可找到具体的物质形态，但也不可能是可'提纯'的'阴物质''阳物质'，需要考虑更深刻、更复杂的场形态、波形态、能量形态"。祝先生还指出，要取得突破，关键要做好两点："一要准确理解中医经典理论，二要运用现代科学关于物质的最新知识。"② 我们赞同祝先生的意见。本章先就中医阴阳的本质及数学特性进行探讨。

第一节　论阴阳的本义

阴阳是中医经典理论中最核心的概念，也是最难把握的概念。然论其本义，则颇为简单。《说文》曰："阴，闇也。水之南、山之北也。"又曰："阳，高、明也。"合而言之，水之南、山之北为阴，低、暗为阴；水之北、

---

① 按，本章的主要内容，我们有"论阴阳的论阴阳的本质及数学特性"一文，发表于《中国中医基础医学杂志》2015 年第 2 期。

② 祝世讷. 阴阳的本质究竟是什么 [J]. 山东中医学院学报，1996（1）：4.

山之南为阳，高、明为阳。山河相间，山之南，一般也就是水之北，所受阳光照射最为充分；而山之北，也就是水之南，所受阳光照射较少。因阳光、风向等的影响，两面的物候有很大差异。古人正是从这些自然现象出发，体会到阴阳的差异。日见于昼，明亮而炎热；月见于夜，晦暗而寒凉。日月是阴阳最好的代表，所以《系辞》说："悬象著明，莫大乎日月。"至今方言里仍有称日为太阳、月为太阴的，也是这个道理。

从阴阳的本义出发，引申触类，即可知道阴阳的其他性质。《素问·天元纪大论》载："水火者，阴阳之征兆也。"也就是说，凡性质似火，具有温暖、光明、向上、向外、跳动、亢奋、干燥等特征的，皆属于阳；凡性质似水，具有寒凉、晦暗、向下、向内、稳定、抑制、湿润等特征的，皆属于阴。

第二节　论抽象阴阳与具体阴阳

从山南水北这个基本意义出发，我们给出了阴阳的一个描述性定义。然而抽象意义上的阴阳究竟是什么？目前中医药院校通用的《中医基础理论》（五版教材）定义是："阴阳，是对自然界相互关联的某些事物和现象对立双方的概括，即含有对立统一的概念。阴和阳，既可代表相互对立的事物，又可用以分析一个事物内部所存在着的相互对立的两个方面。"[①] 普通高等教育"十五"国家级规划教材《中医基础理论》（七版教材）的定义是："阴阳，是中国古代哲学的一对范畴，是对自然界相互关联的某些事物或现象对立双方属性的概括。"[②] 这是中医界目前比较认可的阴阳定义。

从上述定义来看，阴阳所描述的是一对事物、一对现象或者某个属性上的两个值之间的关系。事物可以分阴阳，比如以牛、马而论，马善跑，其速

---

① 印会河. 中医基础理论 [M]. 上海：上海科学技术出版社，1984：11.
② 孙广仁. 中医基础理论 [M]. 北京：中国中医药出版社，2002：34.

度快，而牛的移动则比较迟缓，所以如果以两者分阴阳，则马为阳，牛为阴（易经以乾卦为马，坤卦为牛，乾为阳，坤为阴）。同样，水为阴，火为阳，因为水比较凉，其性趋下，火比较热，其性上炎。现象也可以分阴阳，比如光明与黑暗、寒冷与温暖、攻击与防守、前进与后退、上升与下降等。属性也可以分阴阳，以颜色而言，红色为阳，黑色为阴；以温度言，寒者为阴，热者为阳。

　　在这里，属性的阴阳是最基本的，因为现象和事物的阴阳最终可以归结为其属性的阴阳。比如我们说男人为阳，女人为阴的时候，本质上是把人按其性别来分阴阳。一个事物（或者现象）可以有多个属性，而不同的属性有不同的阴阳划分方法，因此按照不同的属性去考察同一个事物时，其阴阳属性可能是不同的。比如说，以年龄来说，老人为阴（精力不足，行动缓慢，观念保守），青壮年为阳（精力充沛，行动较快，观念开放）；而按性别来说，男为阳、女为阴。那么一个老年的男子，相对于一个青年妇女来说，是阳还是阴呢？这就必须具体到某个属性上，否则一定是蒙混不清的。关于这一点，古人早已意识到。元·朱丹溪《局方发挥》中曾说，"阴阳二字，固以对待而言，所指无定在，或言寒热，或言血气，或言脏腑，或言表里，或言动静，或言虚实，或言清浊，或言奇偶，或言上下，或言正邪，或言生杀，或言左右。求其立言之意……"[①]。很明显，朱丹溪认为，一切对待的现象，皆可分阴阳，皆可用阴阳来描述，但问题是阴阳所指无定在，过于模糊，所以需要具体情况具体分析，搞清楚各个地方说的究竟是哪种具体属性，不可混言。清·何梦瑶《医碥》也说："医书动言阴阳，而不切指其为何项，甚属蒙混，当细分之。（如言阴虚，则未知其言血虚耶？肺虚耶？肾水虚耶？肾

　　① 元·朱丹溪撰，田思胜等主编．朱丹溪医学全书［M］．北京：中国中医药出版社，2006：38．

火虚耶？何不切指之曰血虚、曰肺虚、曰肾水虚、曰肾火虚之为明白也）"①

综上所论，有抽象意义上的阴阳（我们简称为"抽象阴阳"），也有具体意义上的阴阳（我们简称为"具体阴阳"）。抽象阴阳是一个哲学概念，可以用来描述各种对立统一的现象。张介宾《类经·阴阳类》对阴阳含义有一高度的概括，其载："道者，阴阳之理也。阴阳者，一分为二也。"② 这里所说的阴阳，就是指抽象阴阳。抽象阴阳无法量化，也无法测量；无所不指，又无所实指。而具体意义上的阴阳，总是与具体的属性相关。具体的属性，是可以量化、可以测量的，从这个意义上说，具体阴阳是可以量化的。比如说，寒热，我们可以用温度来度量；燥湿，我们可以用湿度来度量。有了具体的测量值，我们就可以量化表示其阴阳关系。比如与 30℃ 相比，60℃ 为阳，90℃ 也为阳，而 90℃ 的阳比 60℃ 的阳程度要高。

由于当前的研究者们大多没有意识到这一点，所以往往一边混言阴阳，一边感叹说："似乎什么都是阴阳，阴阳又什么都不是，使人感到越推敲越不得要领。阴阳玄虚莫测，但是临床诊治又离不开阴阳。难以捉摸的东西却施之有效，又使人感到不可思议。"③ 一边说阴阳是"实实在在的客观存在"，一边又说"阴阳是不可测量"、没有量纲的④……诸如此类的观点，虽议论纷纷，总属蒙混不清，其症结都在于没有分清"抽象阴阳"与"具体阴阳"。

第三节　论划分阴阳的标准

如上所述，抽象阴阳"所指无定在"，比较模糊，凡对待的现象皆可描

① 清·何梦瑶.医碥［M］.上海：上海科学技术出版社，1982：20.
② 明·张介宾编著；郭洪耀等校注.类经［M］.北京：中国中医药出版社，1997：7.
③ 杨学鹏.阴阳——气与变量［M］.北京：科学出版社，1993：226.
④ 孟凯韬.阴阳五行数学及其在中医学上的应用［M］.北京：科学出版社，2007：2.

述，无所不指，又无所实指，故而比较容易"蒙混"。具体阴阳则是具体的、准确的、无二义性的。

不同的"具体阴阳"，对应着不同的属性，其阴阳的划分方法不同。在有的属性上，判断起来比较简单。比如论及寒热，一定是温度低者为阴，温度高者为阳；论及位置，一定是上为阳、下为阴，外为阳、内为阴；论及燥湿，一定是湿度高者为阴，湿度低者为阳；论及动静，一定是速度快者为阳，速度慢者为阴。在这些情况下，可以简单用大小关系来判别，划分方法可以说是约定俗成的。而在另外一些属性上，判断阴阳就比较困难。比如论及颜色、味道等，都不能够简单判断阴阳，可能要借助查表法，或者用某些特殊的函数来进行判断。

现在的问题是，对于古人没有讨论过的一些属性，我们是否能够划分阴阳？其标准又是怎样的？对这个问题，杨学鹏指出："原始阴阳只有一个划分标准，阳光照射到与否。中医阴阳概念的划分标准非常复杂，几乎阴阳陆续繁衍出的意义都可以作为划分标准。"又说："阴阳的划分标准很难集中出一个原则来，重要的是一分为二。"[①] 我们不完全认同杨氏的意见。首先，并非任何形式的"一分为二"都能够判定阴阳。关于这一点，我们在第二、三章中将进一步讨论。其次，"一分为二"划分出来的两个部分，谁为阴谁为阳，是有相对确定的标准的。凡能量大的、运动快的、热量高的、向上向外的、积极的、开放的都属阳，凡能量低的、运动慢的、热量低的、向下向内的、消极的、闭塞的都属阴。对于古人没有给出划分方法的属性，我们可以根据相关属性阴阳的基本法则进行"类推"来判定阴阳。举例来说，血小板的高低，谁为阴，谁为阳？古人没有答案，但是我们知道，血小板有凝血作用。血小板低，血液容易流动；血小板高，血液则容易凝固。按照动为阳，静为

① 杨学鹏. 阴阳——气与变量 [M]. 北京：科学出版社，1993：54.

阴的原则，我们可以大致推定，血小板升高为阴，降低为阳。

总之，无论判断的方法简单或者复杂，给定一个属性上的两个值，给定判别方法，谁为阴谁为阳必然是确定的。在这个意义上，我们可以说，具体阴阳具有确定性和可判定性。

第四节　论阴阳的本质是二元关系

如前所述，阴阳可以用来描述事物、现象或者属性，而对属性的描述是最基本的。具体属性上的阴阳可以通过属性值的大小来判断，可以量化，也可以比较。我们知道，阴阳是相对的，互为前提而存在，所以，单独的一物，相对于其自身而言，无所谓阴阳。在这个角度上说，阴阳是一种特殊的二元关系。

根据《离散数学》的定义，集合 $A \times B$ 的任一子集称为 A 到 B 的一个二元关系[①]。设 A 为某个属性，则阴阳是 $A \times A$ 的一个子集，因此阴阳也是一种二元关系。我们可以用熟悉的大于（＞）和小于（＜）号来表示阴阳这个二元关系：用 $a > b$ 表示 a 相对 b 为阳，$a < b$ 表示 a 相对于 b 为阴[②]。注意，a 和 b 必须是同一属性上的两个数值。比如两者都是温度，都是重量等。

阴阳作为一种特殊的二元关系，具有如下数学特征。

1. 反自反性。所谓反自反性，其数学定义如下：设 R 是属性 A 上的二元关系，对于任何 $a \in A$，必有 aRa 不成立，则称集合 A 上的关系 R 是自反的[③]。

---

① 张卫国. 离散数学教程［M］. 西安：西北工业大学出版社，2011：59.
② 按，传统社会一般有阳大阴小、贵阳贱阴观点，比如《周易》泰卦"小往大来"，否卦"大往小来"，皆以阳大阴小立论。此处我们沿袭这个习惯。
③ 张卫国. 离散数学教程［M］. 西安：西北工业大学出版社，2011：61.

我们知道，单独的一物，相对于其自身来说，无所谓阴阳，所以对于阴阳关系来说，对于任意的属性 A 上的任意一个值 a，$a > a$，或者 $a < a$ 总是不成立，所以阴阳关系是反自反的。

2. 反对称性。所谓反对称性，其数学定义如下：设 R 是属性 A 上的二元关系，对于任何 a，$b \in A$，如果 aRb 成立，则 bRa 不成立，则称集合 A 上的关系 R 是反对称的[①]。

对于阴阳关系来说，$a > b$ 与 $b > a$ 显然不可能同时存在，所以阴阳关系是反对称的。

3. 可传递性。所谓可传递性，其数学定义如下：设 R 是集合 A 上的关系，凡 x，y，$z \in A$，当 xRy 且 yRz 时，就必有 xRz，则称 R 是可传递的[②]。

对于阴阳关系来说，$a > b$ 意味着 a 相对于 b 为阳。如果同时存在 $b > c$，意味着 b 相对于 c 为阳，那么一定可以推出 a 相对于 c 为阳，也就是 $a > c$，所以阴阳关系是可传递的。

4. 可判定性。所谓可判定性，设 $>$ 是属性 A 上的阴阳关系，对于任何 a_1，$a_2 \in A$ 且 $a_1 \neq a_2$，那么 $a_1 > a_2$，$a_2 > a_1$ 有且只有一个成立。

第五节　论阳属性与阴属性

到此为止，我们探讨了"具体阴阳"的本质与数学特性。阴阳关系本质上是特定属性上的二元关系，而大小关系是最简单的一种二元关系。中医常常是以特定属性值的大小来判定阴阳的，而这又可以分为两种情况：

（1）有的属性，比如温度、高度、速度等，都是数值大者为阳，小者为阴。

---

① 张卫国. 离散数学教程［M］. 西安：西北工业大学出版社，2011：61.

② 同上。

（2）有的属性，比如湿度、黏度，则恰恰相反，数值大者为阴，小者为阳。

为了方便区分这两种属性，我们把数值大者为阳的属性称为阳属性，把数值大者为阴的属性称为阴属性。显然，一个能够区分阴阳的属性，如果不是阳属性，就一定是阴属性。

中医里常常把阳属性称为"某阳"，把阴属性称为"某阴"。比如肝阳、肾阳、心阳、脾阳等，都是典型的阳属性；肝阴、肾阴、心阴、脾阴等都是典型的阴属性。

注意，以上的这些中医属性，如肝阴、肾阴等，不一定会对应人体的某种具体物质，但并不意味着不可测量。以肾阴为例，我们有可能用某种方法，测出其具体数值（例如用脉诊仪测左尺的强弱，或者通过一些仪器测量肾经穴位的某些物理量等，可以在一定程度上判断肾阴的强弱）。这就跟西医的血压类似，没有人可以通过解剖找到一种与血压有关的具体物质，但是血压却是实实在在的可观测量。

第六节　论阴阳的特例

我们已说明，阴阳是一种特殊的二元关系，单独的一物相对于其自身无所谓阴阳。但我们经常会遇到对单个事物的阴阳属性需进行判断的情况。比如，我们经常说人体中头为阳，左为阳等。那么，说某物为阳（或阴），这是什么意思呢？我们分两种情况来讨论。

一、绝对阴阳

所谓绝对阴阳，是指属性 A 上的某个值（或子集），相对 A 上的其他任何值（或子集）来说皆属阳（或阴）。比如说，以位置言则头为阳，因为在整个人体里，无论相对于哪个部位，头都是最高的，因此头在人体里绝对属阳。又比如一年四季，以温度（寒热）言，则夏为阳，这在地球上是绝对的，因为无论相对于一年中的哪个季节，夏天都是最热的。

二、默认阴阳

所谓默认阴阳，是说属性 A 有默认的参考值，相对默认参考值来说，A 为阳（或阴）。比如说左为阳，是默认相对于右来说的；说上为阳，是默认相对于下来说的；说背为阳，是默认相对于腹来说的；说奇数为阳，是默认相对于偶数为阴来说的。大部分情况下，对立属性或对立物是默认参考物。

另外，在很多情况下，人们一般以均值或者中值作为默认参考值①。比如我们说某年的夏天很热，是相对于大部分年程的平均情况来说的；我们说某人很聪明，是相对于大多数人的平均水平来说的；我们说某人血压高，是相对于大多数人的均值来说的。

中医里广泛采用中值或者均值为默认参考值，所谓"中人""常人""平人""平脉"等皆是。比如《内经》论脉的迟速，以医者（平人）的一呼一吸，病人脉动 4~5 次为平，少于 4 次为迟，多于 5 次为数，迟者为阴，数者为阳；迟者为寒，数者为热。又如《内经》论四时平脉，春脉当弦，正常的弦脉为"耎弱轻虚而滑，端直以长"，病则有太过不及，太过者"其气来实而强"则为阳，病在外（外为阳）；不及者"其气来不实而微"，则为阴，病在内（内为阴），他脏准此。（《素问·玉机真脏论》）

又，脉以胃气为本。《医学心悟》曰："如春弦、夏洪、秋毛、冬石，而

---

① 均值也就是平均数，有时也称为算术平均数。算法是：先将所有数字加起来，然后除以数字的个数。中值也称中位数，即数据按升序或者降序排列，假如有 n 个数，当 n 为偶数时，中位数为第 $n/2$ 位数和第 $(n+2)/2$ 位数的平均数；如果 n 为奇数，那么中位数为第 $(n+1)/2$ 位数的值。

其中必兼有和缓悠扬之意，乃为胃气，谓之平人。若弦多胃少，曰肝病；洪多胃少，曰心病；毛多胃少，曰肺病；石多胃少，曰肾病。如但见弦、洪、毛、石，而胃气全无者，则危矣。"① 此篇所论，本于《素问·平人气象论》，而更为简要。所谓的脉有胃气，也是取的中值：非浮非沉、非大非小、不滑不涩、非弦非洪、非毛非石，去其两端，无过不及，乃为中值，得中值则为平人。

儒家推崇中和之道。《中庸》说："中也者，天下之大本也；和也者，天下之达道也。致中和，天地位焉，万物育焉。"② 中医治病，也处处以中、和为本，其论阴阳，大抵皆以中为默认参考，而论其太过不及，太过者损之，不及者补之，以平为期，与儒家"执两用中"的传统，若合符节。

第七节　论阴阳虚实及其量度③

一、论阴阳虚实的含义

如上所述，阴阳的本质是二元关系，说某物为阳，一定是相对另外一物为阴来说的。比如以寒热来说，60℃相对30℃为阳，30℃相对60℃为阴。但在中医里面，我们还经常要用到阴阳虚实的概念。比如说某人肾阳虚，某人肝阳上亢，某人阴阳两虚等。这又该怎么理解呢？

先说虚实。这里虚指的是少、弱、不及；实指的是多、强、太过。显然，虚实是相对于"中"，也就是正常态来说的。阳虚，说的阳气弱、不足的状

---

① 清·程国彭. 医学心悟［M］. 北京：中国中医药出版社，1996：9.
② 宋·朱熹. 四书集注［M］. 南京：江苏古籍出版社，2005：18.
③ 按，本节相关的内容，我们有"论中医阴阳虚实的含义及其量度"一文，见《云南中医学院学报》2004 年第 3 期。

况；阳实（或阳盛）说的是阳气过多、亢胜的状态。阴虚，说的阴气弱、不足的状况；阴实（或阴盛）说的是阴气过多、亢胜的状态。

在本章第五节中我们指出，事物的属性可分为 2 类：阳属性和阴属性。我们把数值大者为阳的属性称为阳属性，把数值大者为阴的属性称为阴属性。一般来说，给定属性的中集（正常范围的属性值集合），我们就可以把属性划分为 3 个子集，对应着属性值的偏小、正常和偏大 3 种状态。在此基础上，不难看出，阳虚说的是阳属性值的偏小状态，阳实说的是阳属性值的偏大状态；阴虚说的是阴属性值的偏小状态，阴实说的是阴属性值的偏大状态。由于这里的阳属性和阴属性是两种独立的属性，故一个阳属性和一个阴属性可以组合出 9 种状态。以肾阴和肾阳为例，我们用图 1 - 1 表示。其中 $x_1 \sim x_2$ 是肾阴的正常状态，$y_1 \sim y_2$ 是肾阳的正常状态。9 种状态的意义见右侧图注。

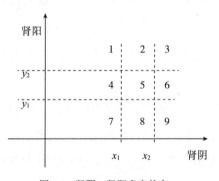

注：对应阴阳虚实状态如下。
1：肾阴虚+肾阳实
2：肾阳实
3：肾阴阳皆实
4：肾阴虚
5：健康态
6：肾阴实
7：肾阴阳两虚
8：肾阳虚
9：肾阴实+肾阳虚

图1-1　肾阴、肾阳虚实状态

一般来说，设事物 A 具有 n 个相对独立的属性，因为每个属性有 3 种状态（阴、中、阳），则事物 A 的阴阳虚实状态有 3^n 种，其中有且只有 1 种状态是正常态。

二、论中医阴阳的可观测性

现代物理学有一个基础性的原则叫"可观测性原则"。这个著名的原则是由海森堡提出的，他主张"仅在原则上可观察到的物理量之间的关系基础上，建立理论量子力学基础"。对此，爱因斯坦提出质疑。爱因斯坦认为，"一个人把实际观察到的东西记在心中，会有启发性帮助，……但是在原则上，试图单靠可观察量来建立理论，那是完全错误的。实际上，恰恰相反，是理论决定我们能够观察到的东西"[①]。但无论外界如何质疑，"可观察性原则"最终还是被广泛接受，并成为现代物理大厦的基础性原则之一。事实上，海森堡在很大程度上是接受爱因斯坦意见的，他曾说："我们所观察到的并不是自然本身，而是用我们提问方法所揭示的自然。"[②] 海森堡和爱因斯坦的这个论辩能给我们提供两个方面的启示：

首先，理论决定观察方式，观察方式决定观察结果。在西医理论的指导下，永远无法观察到"肾阴虚""肾阳虚""肝阳上亢"这样的身体状态。同样，在传统中医的理论下，也无法观察到"二尖瓣反流""转氨酶偏高"这样的事实。

其次，一个可靠的理论，应该尽可能地建立在"仅在原则上可观察到的物理量"及其关系之上。

阴阳是一切中医理论的基础，那中医的阴阳是可观测量吗？很明显，"抽象阴阳"所指无定在，不是可观测量。而"具体阴阳"，总是建立在具体属性之上的，因此都是"原则上可观察到的"。比如寒热之阴阳可以观测，位置之阴阳可以观测，清浊之阴阳可以观测，气味之阴阳也可以观测，这些问题，我们将在第二章中进一步讨论。人体五脏六腑之阴阳也可以观测。以肝胆之虚实为例，《备急千金要方》云：

"左手关上脉阴实者，足厥阴经也，病苦心下坚满，常两胁痛，息忿忿如

① 厚宇德，杨丫男 . 可观察性原则起源考［J］. 大学物理，2013，5（32）：38－42.
② 灌耕 . 现代物理学与东方神秘主义［M］. 成都：四川人民出版社，1984：112.

怒状，名曰肝实热也。"①

"左手关上脉阴虚者，足厥阴经也，病苦胁下坚、寒热，腹满、不欲饮食，腹胀，恚恚不乐，妇人月经不利，腰腹痛，名曰肝虚寒也。"（同上，182 页）

"左手关上脉阳实者，足少阳经也。病苦腹中气满，饮食不下，咽干，头痛，洒洒恶寒，胁痛，名曰胆实热也。"（同上，188 页）

"左手关上脉阳虚者，足少阳经也。病苦眩厥痿，足趾不能摇，躄不能起，僵仆目黄，失精，名曰胆虚寒也。"（同上，188 页）

"左手关上脉阴阳俱实者，足厥阴与少阳经俱实也，病苦胃胀呕逆，食不消，名曰肝胆俱实。"（同上，182 页）

"左手关上脉阴阳俱虚者，足厥阴与少阳经俱虚也，病如恍惚，尸厥，不知人，妄见，少气不能言，时时自惊，名曰肝胆俱虚也。"（同上，182 页）

由上可见，在《千金方》里，肝之虚实，胆之虚实，皆候于左关。浮取为阳，候胆；沉取为阴，候肝。肝胆俱有虚、实、中 3 种状态，故一共有 $3 \times 3 = 9$ 种状态。《千金方》仅给出其中的 6 种比较典型的状态②，而且这 6 种状态不仅有脉象可据，亦有症状可察，显然是可观测量，并且这种观测是客观的、可重复的。同理，其他脏腑之寒热虚实，皆可观测。

注意，用中医方式观测到的脏腑情况，和用西医观测到的脏腑情况并不一致。西医所认为的肝病，中医很可能认为是胆病，或者可能是其他脏腑的病。但并不能据此就认为中医不科学。这就像"波粒二象性"一样，用托马斯·杨的双孔（双缝）实验观察，光的表现就是一种波，而用光电实验观察，光的表现就是粒子。那光到底是波还是粒子呢？学术界为之争执了数百

① 唐·孙思邈著；张作记，张瑞贤等辑注. 备急千金要方［M］//药王全书. 北京：华夏出版社，1995：181.

② 按，另外的 3 种状态，一种是肝胆俱平，为正常态（健康态）；一种是肝虚寒胆实热；另一种是肝实热胆虚寒，后两种情况临床罕见，故《千金》不载。

年。目前最好的解释，也只能说光既是波，又是粒子：用特定观测方法看，它是波；用另外一些方法观测，它是粒子。这也就是海森堡所谓的："我们所观察到的并不是自然本身，而是用我们的提问方法所揭示的自然。"

祝世讷先生有一个观点值得我们注意，他指出："要把'实在性'与'实体性'区别开来。我们讲阴阳、六经、六淫等是物质性的，是强调它的'客观实在性''不依赖于我们的感觉而存在'，是'非意识'的。如果把'物质性'理解为'实体性'，去寻找阴阳、六经、六淫等的物质实体或物质成分，就滑向了机械唯物论，必然把思考和研究引入死胡同。"[①] 同样的，我们说肝阴、肝阳、肾阴、肾阳等的虚实具有"可观测性"，也并不意味着人体内存在着某种可以在实验仪器下检测到的"阳物质"或者"阴物质"，就像高血压可以测量，但却并没有什么特异性成分一样。

三、论阴阳虚实的量度

如上所论，中医里的各种"具体阴阳"对应人体各种具体属性，其阴阳是可判定的，其虚实是可以测量的。不同类型的阴阳，其强弱是可以量化表示的，也是可以有量纲的。现在还有一个问题：就是如何衡量阴阳虚实的程度。

假设给定某阳属性 A，假设某个患者在属性上的取值是 a，A 的正常范围是 $[l_a, u_a]$。其中 l_a 是正常值的下限，u_a 是正常值的上限。如果 $a > u_a$，根据之前的定义，我们知道此时属性 A 的状态为阳实。如果 $l_a \leqslant a \leqslant u_a$ 则属性 A 的状态为正常。如果 $a < l_a$，则属性 A 的状态为阳虚。这是对属性 A 的定性分析。

阳虚或者阳实的程度，本质上是属性值偏离正常值的程度。这可以用 2

---

① 祝世讷. 中医现代研究中的几个理论难点 [J]. 山东中医药大学学报，1997（6）：402－407.

种方式来表示：

1. 绝对偏移量。阳实的绝对数值：$\triangle A = a - u_a$。阳虚的绝对数值：$\triangle A = a - l_a$。也就是属性值 A 偏移正常范围的绝对数值。这时候，$\triangle A$ 的量纲就与属性 A 的量纲一致。

2. 相对偏移量。又可以用 3 种方式来表示：

（1）用绝对偏移量与正常值上限（或下限）的比值来表示。阳实的相对数值：$\delta A = (a - u_a) / u_a$。阳虚的相对数值：$\delta A = (a - l_a) / l_a$。

（2）用绝对偏移量比正常值的范围来表示。阳实的相对数值：$\delta A = (a - u_a) / (u_a - l_a)$。阳虚的相对数值：$\delta A = (a - l_a) / (u_a - l_a)$。

（3）用绝对偏移量比最大可能的偏移量。阳实的相对数值：$\delta A = (a - u_a) / (\mathrm{Max}\,(A) - u_a)$。阳虚的相对数值：$\delta A = (a - l_a) / (\mathrm{Min}\,(A) - l_a)$。

所谓最大可能的偏移量，就是指人在存活状态下所能达到的最高值减去正常值的上限。比如人的极限体温在 46.5℃ 左右，正常体温为 36～37℃，则最大偏移量 = 46.5 - 37 = 9.5（℃）。

相对偏移量是比值，故没有量纲。

不难看出，以上几种方式，都各有其含义和优点，在现实中可酌情使用。

第二章　几类常见的"具体阴阳"辨析

经典中医体系中最常见的具体阴阳有寒热、燥湿、清浊、位置、营卫等，我们下面尝试着做出分析。通过这些分析，我们能够加深对中医阴阳学说的理解，进而找出其存在的问题。

第一节　论中医寒热的本质及其逻辑问题①

寒热是中医"八纲辨证"中非常重要的两纲，也是中医临床最关注的症状之一。寒热往往与阴阳并论，当论及寒热时，热者为阳，寒者为阴，这是中医阴阳学说中的一个基本观点。但中医所谓的寒热究竟是什么？与温度有何关系？是主观感觉还是客观指标？中医所谓药性的寒热是什么意思？药性的寒热与症状的寒热有何关系？寒热是否可以测量？如何测量？这些问题至关重要，而迄今为止，还缺乏系统论述。本节中，我们将对这些问题——进行探讨。

我们知道，当《内经》说春温夏热、秋凉冬寒时，这里的寒热，无疑说的是温度。而其他的情况，则没有这么显然，下面分别论述。

---

① 按，我们有"中医寒热概念的本质及相关问题辨析"一文，发表于《吉林中医药》2014 年第 8 期，可参。

一、论外内寒热与温度

我们先来思考一个问题:中医所谓"外热内寒""外寒内热",其所谓的寒热是指温度吗?

在讨论这个问题之前,我们先看《伤寒论》原文第 11 条:"病人身大热,反欲得衣者,热在皮肤,寒在骨髓也;身大寒,反不欲近衣者,寒在皮肤,热在骨髓也。"对于这条经文,成无己注曰:"皮肤言浅,骨髓言深;皮肤言外,骨髓言内。身热欲近衣,表热里寒也。身寒不欲近衣,表寒里热也。"① 吴谦注曰:"身体为表,脏腑为里,此以内外分表里也。皮肤为表,骨髓为里;六腑为表,五脏为里,此以身体之浅深,脏腑之阴阳分表里也。病人,已病之人也。身大热,谓通身内外皆热,三阳证也。反欲得近衣者,乃是假热虽在皮肤之浅,而真寒实在骨髓之深,阴极似阳证也。身大寒,谓通身内外皆寒,三阴证也,反不欲近衣者,乃是假寒虽在皮肤之浅,而真热实在骨髓之深,阳极似阴证也。"②

此外诸家之注,大抵与二家相合。从经文及诸家注解来看,"热在皮肤""寒在皮肤",无疑说的是扪而可知的体表温度。而是否怕冷,是否"欲近衣",则说的是病人的主观感觉。在这里,寒热既包括客观的体温,也包括病人主观的感受。

从临床上可以看到,主观感觉的冷热与客观体温的寒热,并没有必然的相关性,两者可能一致,也可能不一致。那么遇到主观感觉和客观温度不一致的情况,该如何处理呢?从此段经文及诸家注解看,经典中医似乎更看重病者的主观感受:主观感受为寒,虽身大热,亦可断其内寒;主观感受为热,虽身大寒,亦可断其内热。正因为对病人主观感受的重视,对于"外热里

---

① 清·吴谦. 医宗金鉴(上册)[M]. 北京:人民卫生出版社,1982:232.
② 同上。

寒"证，中医有时候也称其为"真寒假热"证，也就是说，表面看起来是热，其本质是寒。同样，对于"外寒里热"证，中医有时候也称其为"真热假寒"证。

二、论上下寒热与温度

同样地，中医里"上热下寒""上寒下热"指的是温度吗？为了回答这个问题，我们先考察《伤寒论》中"上热下寒证"的几个例子。《伤寒论》太阳病篇的栀子干姜汤证、黄连汤证和厥阴病篇的乌梅丸证、干姜黄芩黄连人参汤证等都属于"上热下寒"证。其差别如表2-1。

表2-1　几种"上热下寒"证的差别

证名	上热部位	下寒部位
栀子干姜汤证	胸膈	中焦之虚寒，乃误下损伤脾阳所致
黄连汤证	胸中，兼及胃脘	脾胃之沉寒积冷
干姜黄芩黄连人参汤证	胃中	中焦虚寒
乌梅丸证	肝、心包	"脏寒"，即脾脏虚寒，包括肠中虚寒，且脾寒及肾

（按，以上内容引自文献①，为便于比较，整理为表格形式。）

从上表不难看出，所谓的"胸膈热""胸中热""胃中热""心包热"以及"脾胃寒""中焦寒"之类，都不可能是指客观测量的温度，而更可能是指病人主观感觉的寒热，以及中医医生根据某些寒热症状推理的结果。原因是：古代没有客观测量温度的仪器，只能用手或者皮肤去简单判断寒热；就算有仪器（或者简单用医者的体感温度），也只能测量到不同区域的体表温度。而在中医理论里，体表温度的高低无法确定相关脏腑温度的高低。这是因为，在中医的病机里，体表的寒热与内部脏腑的寒热无必然相关性，所以才有外热内寒，外寒内热，经热腑寒等不同情况。上节的讨论也说明了所谓

---

① 刘敏.《伤寒论》上热下寒证辨析［J］. 辽宁中医学院学报，2003（4）：325-326.

内寒、内热，都是指病人的主观感受，而非客观温度。

但有时候，上热下寒，确实可以理解为温度。比如外感风寒发热，头部扪之烫手，膝盖以下则冰凉的情况是可以见到的。在这种情况下，上热下寒，确实说的是体表温度。

三、论寒热阴阳中的悖论

前文所引《伤寒论》原文第 11 条，一直被当作中医判定寒热真假的依据，似乎理所当然，其实在《伤寒论》中，就有直接的反例。比如麻黄汤证，常见症状为脉浮紧，发热（体表温度升高），无汗，身疼痛，怕冷明显，欲得厚衣被覆而不暖。按照上述经文，明显属于"身大热，反欲得衣"的症状，当然也就应该断为"热在皮肤，寒在骨髓"的"表热里寒"（或"真寒假热"）证。但熟悉《伤寒论》的人都知道，麻黄汤证的病机乃寒邪外束，人体正气抗邪于外，故发热恶寒而脉浮紧，无汗。此时寒邪并未入里，如果寒已入里，则脉当见沉迟，而或兼里寒下利等证，治法亦不当用麻黄发表，而当用温中散寒之剂。换言之，麻黄汤证寒在外，热也在外。既然存在像麻黄汤证这样的"身大热，反欲得衣"的"外寒表热"证，《伤寒论》第 11 条的绝对正确性就可以动摇了。

我们再来看一下《素问·调经论》的一段文字，"阳虚则外寒，阴虚则内热，阳盛则外热，阴盛则内寒"。外为阳，阳主热，所以阳盛者外热，阳虚者外寒；内为阴，阴主寒，故阴盛者内寒，阴虚者内热。这是后世医家对此段经文比较常见的理解。如果我们把此段《素问》经文和《伤寒论》第 11 条合参一下，我们会发现，根据《伤寒论》第 11 条，外寒内热证是寒在皮肤，热在骨髓，治法以清内热为主；而根据此段经文，外寒为阳虚，内热是阴虚，那此证是"阴阳两虚"。同样，根据《伤寒论》第 11 条，外热内寒证是热在皮肤，寒在骨髓，治法当以内寒为主；而根据此段经文，外热为阳盛，内寒是阴盛，那此证是"阴阳两盛"。总之，《伤寒论》第11条与《素问·调经论》此段文字，有着难以调和的矛盾。

四、论药性之寒热

中药之温、凉、寒、热、平，谓之"气"；酸、苦、甘、辛、咸、淡，谓之"味"；发表、攻里、养阴、化痰、止咳、消积、软坚、散结、疏肝、理气、利小便等，讲的是药物的"用"。我们前面论述过，气候之寒热，讲的是客观的温度高低；症状的寒热，则既有病人客观体温之高低，又有病人主观感觉之冷热。那么药性之寒热是什么意思呢？

说到药性寒热，我们很容易联想到营养学中经常提到的食物所含热量这个概念。那药性的寒热是否与药物中所含的热量有关呢？我们先看几个例子。

据王孟英《随息居饮食谱》记载，鸭肉，其性"甘凉，滋五脏之阴，清虚劳之热，补血行水，养胃生津"[①]。辣椒，其性"辛苦热"[②]。干姜，其性"辛热，散风寒，温中，祛痰湿"[③]。换言之，中医认为，以上3物，鸭肉性凉，干姜、辣椒性热。而现代营养学测定，每100克鸭肉（北京烤鸭），含热量约436千卡；每100克尖辣椒（青），含热量约23千卡；每100克干姜，含热量约273千卡（按，此处食物热量出自《中国食物成分表》2010版）。如果按食物所含热量的多少来看，我们可以认为鸭肉最热，干姜次之，尖辣椒含热量最低。比较以上2个结果，显然，中医所谓的药性寒热，并非药物所含热量的多少。

那么，药性之寒热到底是什么意思呢？方泰惠、吴清和主编的《中药药理学》认为："中药的四性（四气）是指中药的寒、热、温、凉四种不同的

---

① 清·王孟英. 随息居饮食谱［M］. 天津：天津科学技术出版社，2003：78.
② 同上，26页。
③ 同上，36页。

功能,它反映药物作用于机体后产生的反应趋向。……关于中药四性的现代研究,主要从对中枢神经系统、自主神经系统、内分泌系统、基础代谢功能等的影响进行研究。"① 古人当然不可能知道中枢神经系统、自主神经系统、内分泌系统、基础代谢功能之类的概念,也无法测定药物所含的热量。他们最直接的方式就是通过观察药物的外观、生长环境,以及服用药物后身体的反应来推测药性。观察药物的外观、生长环境等虽然有一定的作用,而最终确定药性,还得靠服用药物后观察身体的反应来得到。"神农尝百草"的传说,也恰恰反映了这一点。换言之,中药的寒、热、温、凉,描述的是主观感受,而主观感受是受主体不同而影响的。正因为如此,不同的医家,可能会对同一种药物做出不同的判断。如细辛,有认为其性温者,亦有认为其性寒者。《本草纲目》载:"气味辛温无毒。普曰:神农、黄帝、雷公、桐君:辛,小温;岐伯:无毒;李氏:小寒。"② 又如冰片(龙脑香),有认为寒者,亦有认为辛温大热者。《本草纲目》载:"气味辛苦,微寒无毒。珣曰:辛苦温,无毒。元素曰:热,阳中之阳。"又曰:"震亨曰:龙脑属火,世知其寒而通利,然未达其热而轻浮飞跃。"③ 寒之与热,相去千里,尚能混淆。至于温之于热,凉之于寒,就更易混淆,众说纷纭了。再考虑到久服热药,反而可能化寒④;久服寒药,反而可能化热,那么药性的寒热问题就更加复杂了。所以有学者把这种现象称为"药性悖论"⑤,这实际上是传统中医药性研究方

---

① 方泰惠,吴清和. 中药药理学 [M]. 北京:科学出版社,2005:3.

② 明·李时珍撰;刘衡如,刘山水校注.《本草纲目》新校注本(中)[M]. 北京:华夏出版社,2008:568.

③ 明·李时珍撰;刘衡如,刘山水校注.《本草纲目》新校注本(中)[M]. 北京:华夏出版社,2008:1320.

④ 按,《素问·至真要大论》岐伯曰:"五味入胃,各归所喜。酸先入肝,苦先入心,甘先入脾,辛先入肺,咸先入肾。久而增气,物化之常;气增而久,夭之由也。"王冰注曰:"入肝为温,入心为热,入肺为清,入肾为寒,入脾为至阴而四气兼之,皆为增其味而益其气。故各从本脏之气,久则从化。故久服黄连、苦参反热,从苦化也。余味仿此。"

⑤ 朱步先. 关于药性之悖论 [J]. 中医杂志,2001(12):709–711.

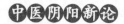

法本身的主观性所导致的。对此，有学者感叹："大多数中药作用于人体的表现迄今仍是一种模糊的概念，甚至是一种现象的感受，特别是想从复方的临床表现去体会其中单味药物作用的时候。没有准确、精细甚至量化的规律，中药药理研究何以能在临床发挥应当发挥的指导作用？"①

五、论药性寒热与症状寒热之关系

如前所论，中医所论症状寒热，有病人的主观感受，也有客观的体温高低，而中医临床辨证一般会更看重病人的主观感受。而另一方面，中医所言的药性寒热，反映的是药物作用于人体后产生的寒热感觉，以及药物对人体阴阳盛衰、寒热变化的作用倾向。中医治病的大法"寒者热之，热者寒之"，也就是当病人自觉怕冷的时候，给予能让其感觉温暖的药物；而病人自觉怕热的时候，给予能让其感觉寒凉的药物，从而达到"以平为期"的目的。从这个角度上讲，虽然中医偏向于治疗的是主观感觉，似乎不太客观，但逻辑是顺畅的，并不存在矛盾。

六、寒热的度量

在《内经》时代，因为技术条件的限制，古人不可能对寒热进行客观准确的度量。那么在科技高度发展的今天，我们可以做到吗？应该如何度量？这需要分情况来讨论。

（一）客观寒热的度量

客观寒热中，气温和体表温度的测量比较简单，可以利用各种温度测量仪器。

---

① 邓文龙．中药药理学研究的现状与问题讨论［J］．中药药理与临床，2010，26（5）：1－3.

体内不同部位的温度能够测量吗？答案是肯定的。目前国内外已经进行了大量的研究，相关的仪器也很多，大体可分为如下类型：

1. 有创伤测温法。即通过某种方式，把测量的传感器或者某些元件植入体内，从而获取体内温度的方法。其中又包括热敏电阻测温法、热电偶温度计法、光学温度计法等。

2. 无创伤测温法。具体又包括微波测温法、超声波测温法、核磁共振测温法、电阻抗测温法等。

有创伤测温法的精度、温度分辨率和空间分辨率都比较高，（目前误差在 ±0.1℃以内)，技术难度小，成本比较低，但对被测对象会有不同程度的损伤。无创伤测温法对被测对象的影响和伤害较小，测量比较方便，应用前景较好。在进行肿瘤相关诊断时，无创伤测温法不但能够测出肿瘤组织中的温度分布，而且还可以测出肿瘤组织以外的温度分布，这一点正是人们所希望的。但是，无创伤测温法中温度的分辨率目前还比较低，一般只能达到0.5℃左右，空间分辨率一般在 $2 \sim 3 cm^2$①。

总之，现代科学已经有能力测量人体内部的客观温度，而且，可以想见，随着技术的发展，测量的精度将会越来越高。

（二）主观寒热的度量

所谓主观寒热，也就是被测者的主观冷热感觉，一般称为"体感温度"。体感温度是可以测定的，但相对而言，这个测量要复杂得多，受诸多因素的影响，下面简单讨论一下。

首先是湿度。很多人都有这样的经验：寒假从北方回到南方，明明北方的气温比南方低十几度，到南方后却反而觉得更冷，这个奥秘就在于湿度。在天气炎热时，湿度越大，人越感觉闷热；而在天气寒冷时，湿度越大，则

---

① 汪瑞林. 体内温度测量技术的发展［J］. 中国医疗设备，1997（4）：38－40.

人越感觉寒冷。有人测定，气温为 17.8℃，相对湿度为 100% 时，人的体感温度与气温为 28.6℃，相对湿度为 20% 是相同的①。

其次是风速。常识告诉我们，在旋转的电风扇下，我们会感觉凉爽，但温度计显示温度其实没有变化。这是因为风能把人体周围空气的"保温层"吹散，更快地带走热量。研究表明，在一定的数值范围内，一般来说，风速越大，感觉就越冷。具体来说，在气温 10℃，3 级风时，人的体感温度为 5℃；5 级风时，人的体感温度为 0℃。气温在 0℃ 以下时，风速每增加 2 级，人体的体感温度会下降 6～8℃。

最后是体质因素和疾病因素。在同样的外界温度下，有的人觉得热，有的人觉得冷，这是体质因素所决定的。有的体质对寒的耐受力较好，有的体质对热的耐受力较好②。此外，不同的疾病也可能导致寒热感觉的不同变化，比如发烧的情况下，体温很高，而病人可能感觉很冷。另外，肤色也能影响寒热，肤色深的人，相对比较耐热，体感温度较低。此外，情绪等因素，也能影响体感温度。

从上述三个方面的讨论不难看出，体感温度是可以量化度量，得到相对客观的数值的，但中医学界对此尚缺乏应有的关注。

（三）药性寒热的度量

从前面的讨论我们知道，中医所谓药性寒热，并非药物所含热量，而是药物作用于人体所产生的寒热感觉，这个感觉与体感温度属于同一范畴，因而也是可以度量，得到相对客观的数值的。

---

① 龙学锋．冷热不仅仅与温度有关［J］．百科知识，2012（8）：11－12.

② 按，《素问·阴阳应象大论》云："阳胜则身热，腠理闭，喘粗为之俯仰，汗不出而热，齿干以烦冤，腹满死，能冬不能夏。阴胜则身寒，汗出身常清，数栗而寒，寒则厥，厥则腹满死，能夏不能冬。"这说的是阳盛之人，喜寒恶热，故对寒的耐受力比较好；阴胜之人，喜热恶寒，故对热的耐受力比较好。

总之，客观寒热可以度量，主观感觉的寒热也可以度量，药性的寒热也可以度量。

第二节　论空间之阴阳及其逻辑问题

空间，也就是方位，是中医里一个很重要的概念。众所周知，中医是天、地、人三才合一的大道。其中的天，就是四时、寒暑、昼夜等，偏向于时间因素；地，就是方位、水土、山泽、物产等，偏向于空间因素。中医的时空观，是时空统一的时空观。中医时空的相应，就是气的相应，也是阴阳的相应。"方以类聚"，在中医里，东方、左、春天、上午（寅卯辰时）、温是一类东西，都可以用"木"来表示；南方、前、夏天、中午（巳午未时）、热是一类东西，都可以用"火"来表示；西方、右、秋天、傍晚（申酉戌时）、凉是一类东西，都可以用"金"来表示；北方、后、冬天、半夜（亥子丑时）、寒是一类东西。刘力红教授《思考中医》里曾说："中医治病的真实境界其实就是利用药物的不同属性来模拟不同的方，不同的时间、空间。时间可以用药物来模拟，空间也可以用药物来模拟。治疗疾病就是方的转换，就是时空的转换，将人从不健康的疾病时空状态转换到健康的时空状态。"[①] 刘氏的这个见解，可谓是别有心得。

中医学中，论及空间位置之阴阳，主要考虑如下 4 种位置关系：左右、前后、上下、外内。下面分别论述。

一、论左右之阴阳

1. 论左为阳右为阴。在中医经典理论体系中，论及左右之阴阳，一般

---

① 刘力红 . 思考中医 ［M］. 2 版 . 桂林：广西师范大学出版社，2003：154.

以左为阳，右为阴。如《素问·阴阳应象大论》云："左右者，阴阳之道路也。……天不足西北，故西北方阴也，而人右耳目不如左明也。地不满东南，故东南方阳也，而人左手足不如右强也。帝曰：何以然？岐伯曰：东方阳也，阳者其精并于上，并于上则上明而下虚，故使耳目聪明而手足不便也。西方阴也，阴者其精并于下，并于下则下盛而上虚，故其耳目不聪明而手足便也。故俱感于邪，其在上则右甚，在下则左甚，此天地阴阳所不能全也，故邪居之。"很明显，此处是以面南而立为正位（《素问·阴阳离合论》载："圣人南面而立，前曰广明，后曰太冲，太冲之地，名曰少阴。"）。面向南方，左边是东方，右边是西方，早晨太阳从左边升起，傍晚太阳从右边落下，于是左便与东方、早晨、阳气上升等联系在一起；右便与西方、傍晚、阴气下降等联系在一起。阳气主升，故其精并于上；右为阴，阴气主降，故其精并于下。本篇正是以这个逻辑，来解释人类"右耳目不如左明"而"左手足不如右强"的现象。

又如《素问·方盛衰论》曰："阳从左，阴从右。"王冰注曰："阳气之多少皆从左，阴气之多少皆从右。从者为顺，反者为逆。《阴阳应象大论》曰：'左右者，阴阳之道路也。'"张景岳注曰："多少言盛衰也。阳气主升，故从乎左。阴气主降，故从乎右。从者为顺，反者为逆。"

不仅医家，面南而立、左阳右阴亦为诸子百家所共遵的一种定位。如《易经·说卦传》载："离也者，明也，万物皆相见，南方之卦也；圣人南面而听天下，向明而治，盖取诸此也。"正是解释这种定位的原因。又《老子》曰："君子居则贵左，用兵则贵右……吉事尚左，凶事尚右。偏将军居左，上将军居右。"左为阳，故吉事尚左；右为阴，故凶事尚右。兵凶战危，杀人盈野，故用兵贵右。中国古代创世神话曾记录了盘古垂死，化身宇宙万物，左眼化为日，右眼化为月。"阴阳之义配日月"，日为太阳，月为太阴，故盘古左眼化为太阳，右眼化为月亮，正好与左阳右阴的文化相对应。《灵枢·邪客》曰："天圆地方，人头圆足方以应之。天有日月，人有两目。"亦与此合。总之，在古人看来，面南而立，左阳右阴的定位，似乎是不证自明的。

2. 论男左女右。左阳右阴的规则一旦确立下来，男左女右的定位也就顺理成章了：以性别分阴阳，则男为阳，女为阴，再结合左为阳、右为阴，则左为男子本位，右为女子之位，故有"男左女右"之说。如《内经》论病之逆从，曰："女子右为逆，左为从；男子左为逆，右为从。"（《素问·玉版论要》）张景岳注曰："女为阴，右亦为阴；色在右，则阴病甚矣，故女以右为逆。男为阳，左亦为阳，色在左，则阳病甚矣，故男以左为逆。此虽以色为言，而病之逆从，亦犹是也。"而诊脉分男女之法，亦以左右脉之差别而分男女。《脉经》曰："妇人妊娠四月，欲知男女法，左疾为男，右疾为女，俱疾为生二子。"又曰："尺脉左偏大为男，右偏大为女，左右俱大产二子。大者如实状。"又曰："看上圊时，夫从后急呼之，左回首是男，右回首是女也。"

至此，一切似乎都顺理成章。可是，深入思考之后就会发现，脉诊之法，以左三部候心、肝、肾而主血，右三部候肺、脾、命门而主气。以此推之，血盛则左脉当旺，气盛则右脉当旺。朱丹溪《格致余论》有"左大顺男右大顺女论"一篇，正与此合其载："肺主气，其脉居右寸，脾、胃、命门、三焦，各以气为变化运用，故皆附焉。心主血，其脉居左寸，肝、胆、肾、膀胱皆精血之隧道管库，故亦附焉。男以气成胎，则气为之主。女挟血成胎，则血为之主。男子久病，右脉充于左者，有胃气也，病虽重可治。女子久病，左脉充于右者，有胃气也，病虽重可治。反此者虚之甚也。"这样就与"左大顺男右大顺女"之说相矛盾。

如何解释这一点呢？朱丹溪的解释是"此左右手以医者为主而言"，换言之，朱丹溪认为，以病人自身的左右而言，应该是"左大顺女右大顺男"。丹溪的解释，显然不通，只不过是文字游戏。故王肯堂讥之曰："丹溪以左大顺男、右大顺女，为医人之左右手，盖智者之一失也！"不过，王肯堂先生也

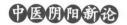

未能给出一个合乎逻辑的解释。

我们再来总结下这个矛盾。

推理一：左为阳，右为阴；气为阳，血为阴。由此推出，气旺则左脉当旺，血旺则右脉当旺。男子为阳，女子为阴，故男子左脉当旺，女子右脉当旺。以孕妇而言，左脉旺当为男胎；右脉旺当为女胎。

推理二：左三部主血，血为阴；右三部主气，气为阳。由此推出，气旺则右脉当旺，血旺则左脉当旺。男子阳盛，女子阴盛，故男子右脉当旺，女子左脉当旺。以孕妇而言，左脉旺当为女胎；右脉旺当为男胎。

这一对矛盾，可谓是中医理论中的"经典悖论"，古今学者，虽议论纷纷，终莫得其当。

又，以左右脉之大小分男女之法，我们曾问过多位老师，均认为可靠性不高。观之古籍，古代医家亦颇有不同意见者。如张景岳云："凡辨男女之法，自古及今，无不以阴阳二字为纲领。然言多矛盾，悉属疑似……总属臆度渺茫，非有确见也。余不敢遵信。"[1] 王孟英亦云："诸家之论，皆有至理，而皆有验有不验……有甫受孕而脉即显呈于指下者；有半月一月后而见于脉者。"王氏指出："古人所论，原是各抒心得，奈死法不可以限生人，纸上谈兵，未尝阅历者，何足以语此！"[2] 并举了一个例子，患者"右寸关忽见弦大滑疾，上溢鱼际之象。"王氏断为妊娠，并指明当是男胎，后"果举一男"。对此，王氏的解释是："肺象乎天，今右寸脉最弦滑，且见上溢之象，岂非本乎天者亲上耶？"[3] 以王氏此例看，明显是右寸关脉大，而所生为男。其论以为右寸肺为人身之天属阳，故所生为男，证之临床，亦不过偶尔有验罢了。

3. 论左升右降。面南而立，左边是东方，右边是西方，早晨太阳从左边

① 张介宾．景岳全书［M］．上海：上海科学技术出版社，1984：686，650－651.

② 沈又彭．沈氏女科辑要［M］．南京：江苏科学技术出版社，1985：28－29.

③ 沈又彭．沈氏女科辑要［M］．南京：江苏科学技术出版社，1985：29.

升起，傍晚太阳从右边落下。类比太阳的"左升右降"，于是有了人体气机的"左升右降"说。左升右降之说，启自《内经》，历代宗之，而以清·黄元御最好此说。黄氏立论，独重中气，而倡左升右降之论。黄氏著书，以中气如轴，四维如轮，一气周流，左升右降，来解释人体的一切生理病理。周学海《读医随笔》卷一《证治总论》驳之曰："近世黄元御著书，专主左升右降立说，……其书八种，直将《素问》《灵枢》《伤寒》《金匮》《本草》五大部圣经，俱笼入'左升右降'四字之中。盖自以为独开生面，得《内经》左右阴阳道路之奥旨矣。窃思《内经》之论阴阳也，不只言升降，而必言出入。升降直而出入横，气不能有升降而无出入，出入废则升降亦必息矣。只论升降，不论出入，是已得一而遗一，况必以升降分属左右，则尤难通之义也。左右俱有阴阳，俱有升降。"应该说，周氏的评论，是比较中肯的。以经络而论，足之三阳主降，而足之三阴主升。而经络是左右对称的，左右两侧，皆有升有降，并没有出现单方向左升右降的情况。

4. 再论左阳右阴中的逻辑问题。 现在我们再回到左阳右阴这个命题上。为何左为阳右为阴？这与中国"南面而立"的定位有关。为何要"面南而立"，《易经·说卦传》的解释是"离也者，明也，万物皆相见，南方之卦也；圣人南面而听天下，向明而治，盖取诸此也"。因为南方热，为阳气最盛的方向，所以要南面而立，以治天下。这是中国古人的逻辑，但这个逻辑是有问题的。

第一，我们知道，地球是圆的。对于南半球的人来说，情况恰恰相反：北方才是最热的。所以根据相同的逻辑，南半球的人，应该是面北而立；太阳从右边升起，从左边落下，故而是左阴右阳，左降右升。那么请问？当北半球的人到南半球去度假的时候，人体是否就变成左阴右阳，气血左降右升了呢？如果是，那这种气机的逆转发生在何时？（飞机越过赤道？）这种气机的逆转有什么表现？这种决然相反的气机升降是否会对人体产生重大影响？

很显然，经典中医很难对这些问题给出令人满意的（自洽的）解释。

第二，假设我们还是在北半球，假如我们面东而立，这时左手边是北，北方寒；右手边是南，南方热。寒者为阴，热者为阳，据此推理，则左当为阴，右当为阳。这亦与左阳右阴相左。很显然，左阳右阴的这个规定，只能适用于北半球，而且要面南（或者面西）而立才成，并非放之四海而皆准的真理。

第三，并非所有事物都可以分左右。比如一片云，一棵树，一片雪花，一串葡萄，一个鸡蛋等我们都难以分出左右，因此左右阴阳并非都具有可判定性。基于这三个理由，我们认为，中医学左阳右阴的这个规定（或者称为假设）并不具有普适性，因此构建于其上的许多理论，都应该进行反思。比如诊脉部位的问题，为何左寸候心，右寸候肺而非相反？为何左关候肝，右关候脾而非相反？还有诸如诊脉分男女的悖论，人体左升右降的问题等，都需要我们进一步反思。

第四，我们知道，大部分的动物都有头有尾，以头尾连线，呈左右对称分布。左右在阴阳的决然相反性并没有造成的身体左右结构的显著差异。莱布尼兹认为，在物理世界里，左和右是不可区分的。著名的动物学家路德维希也指出："人体像其他脊椎动物一样基本上也是按双侧对称性原则长成的。所有不对称的出现都是次要的特征，并且影响内部器官的较为重要的不对称主要是由于肠道表面的必要增加与身体的生长不合比例而造成的，肠道长度的增加就引起了不对称的折叠和回盘。而且在种系发生的进化过程中，这些与肠道系统及其附属器官有关的最初的不对称性就带来了其他器官系统的不对称性。"[1] 著名的数学家物理学家赫尔曼·外尔也说："对于有科学头脑的人来说，左和右之间并不存在像动物的雌和雄之间或前和后两端之间的那种

---

① 赫尔曼·外尔（Weyl, H.）著，冯承天、陆继宗译. 普林斯顿科学文库 6 对称 [M].
上海：上海科技教育出版社，2002：26.

内在的差异和截然的相反性。" 他认为，把左和右作为诸如善和恶这样一些极端对立面的象征，是神话思维的特征，和科学思维相反。

第五，假设我们认可面南而立的定位，也限定我们处于北半球，左阳右阴的说法还是会出现逻辑问题。在第一章中，我们论证过阴阳有可传递性。我们还知道地球是圆的，这样，问题就出来了。照理，日本在中国的东边，所以日本相对于中国为阳，（简记作日本＞中国）。同理，太平洋＞日本，美国＞太平洋，大西洋＞美国……最终推理下去，根据阴阳的可传递性，我们将推出中国＞日本。这就产生了矛盾。

综上所论，中医左阳右阴理论存在着众多的问题和悖论，不可以理所当然地接受，应该引起医界同仁们的关注和进一步研究。

二、论前后之阴阳

面南而立，前为南，南方热，热为阳；后为北，北方寒，寒为阴。故中医论前后之阴阳，一般以前为阳，后为阴。再换个角度说，阳性急，阴性缓；阳动速，阴动缓；阳倡其始，阴成其终。故居于前面的一般属阳，居于后部的一般属阴。以羊群为例，一般都是雄性的、最强壮的羊为头羊，走在队伍前面。在所有动物里面，除直立行走的动物之外，行进时，一般都是头在前，尾在后。这也算是前为阳，后为阴的一个例证。

问题是，当人类直立行走以后，腹在前，背在后，那么腹当为阳，背当为阴吗？似乎确实可以这么说，《老子》曰："万物负阴而抱阳，冲气以为和。"说的就是这个情况。可问题是，《素问·金匮真言论》明明说："言人身之阴阳，则背为阳，腹为阴。"这个矛盾该如何解释呢？邵雍认为："天之阳在南，故日处之；地之刚在北，故山处之，然则老子之说言天象也，《内

---

① 赫尔曼·外尔（Weyl, H.）著，冯承天、陆继宗译. 普林斯顿科学文库6 对称［M］. 上海：上海科技教育出版社，2002：16.

经》之说言地象也。况阳经行于背，阴经行于腹，人身脏腑之形体，本为地象也。第考伏羲六十四卦方圆二图，其义显然。夫圆图象天，阳在东南，方图象地，阳在西北，可以洞然无疑矣。"① 对于这个解释，张景岳、李士材二家似乎都比较满意。李士材直接在《内经知要》中引用邵雍之说。而张景岳则进行了转述，而大抵与邵雍同，可参《类经》②。对此解释，学术界很少有人质疑。可是这个解释其实是不成立的。原因是，如果"人身脏腑之形体，本为地象也"，"方图象地，阳在西北"，那么人身应该是右（西）为阳，左（东）为阴了。这又与人身"左为阳，右为阴"产生了矛盾。总之，这个矛盾，在经典中医体系里是很难解决的。

以我们愚见，要解决这个矛盾，似乎只有一种方法，就是承认用四肢行走——背朝上，腹朝下，头在前，尾在后——才是人体的正常状态。这样就可以消除这个悖论。但问题是，如果人类始终保持爬行姿势，将不能把双手解放出来，那人类恐怕也就成不了人类了。这也算是悖论之一吧?!

三、论上下之阴阳

论上下之阴阳，一般以上为阳，下为阴。《淮南子·天文训》论天地生成曰："道始于虚霩，虚霩生宇宙，宇宙生气。气有汉垠，清阳者薄靡而为天，重浊者凝滞而为地。清妙之合专易，重浊之凝竭难，故天先成而地后定。"③ 轻（密度小）的东西放在水中容易上浮，重（密度大）的东西容易下沉；同样，轻（密度小）的东西在空气中容易飘起来，而重（密度大）的东西容易下降。古人观察到这些现象，推想宇宙产生之初，为一片混沌，而后随着时间的推移，重浊的东西下降，凝聚而为地；轻清的东西则逐渐上浮，

---

① 李士材. 内经知要［M］. 北京：人民卫生出版社，2007：16.

② 张景岳. 类经［M］. 北京：人民卫生出版社，1965：28.

③ 何宁. 淮南子集释［M］. 北京：中华书局.1998：165.

融合而为天。天为阳居上，地为阴居下。阳动阴静，故天体与日月星辰旋转不息，大地则安定不移。与此相类，人体里头圆居上象天为阳，足方居下象地为阴。

到此为止，上为阳，下为阴，看起来似乎是没有矛盾的。可是稍有现代物理学常识的人都知道，一般而言，海拔越高，气温越低（沿地面垂直上升，每升高 100 米，气温下降 0.4～1℃）。《内经》也说："地有高下，气有温凉，高者气寒，下者气热。"（《素问·五常政大论》）又说："至高之地，冬气常在；至下之地，春气常在，必谨察之。"（《素问·六元正纪大论》）高处不是为阳吗？阳不是应该热吗？就像我们说南方为阳，北方为阴，就是根据南方热，北方寒推出的。可是为什么高处为阳，反而寒冷；低处为阴，反而炎热呢？这也可以算是中医中的"悖论"之一吧?! 关于这个问题，我们将在后面将进一步讨论。

四、论外内之阴阳

论外内之阴阳，一般以外为阳、内为阴。《素问·金匮真言论》曰："夫言人之阴阳，则外为阳，内为阴。"为何外为阳、内为阴呢？《说文》曰："阴，闇也。水之南、山之北也。"又曰："阳，高、明也。"外也就是表，是物体显现于外的部分，明而可见，太阳光也容易照射到，故为阳；内则是物体隐藏于内的部分，暗而不可见，太阳光无法照射到，故为阴。到此为止，逻辑是顺畅的。

然而进一步分析问题就出来了。我们来看看如下 3 个问题：①什么是外内？②是否所有的东西都能分外内？③是否任意物体上的任意两个位置，都能分外内阴阳？

对于一些简单的物体，如圆行或球体 [见图 2-1（a）] 因为其对称性，我们可以选其对称中心作为中心。在此基础上，任意两个位置的阴阳关系，可以通过其与中心的距离来判断，距离大者为阳，距离小者为阴。对于圆环，或者空心球体［图2-1（c）］，我们仍然可以用这种方式来判断，不会引起逻辑问题。

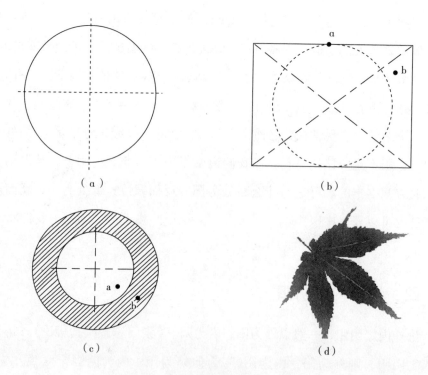

图2-1　几类简单的图形的外内阴阳

对于四边形或方体［见图2-1（b）］，虽然还是很简单的形状，也有对称中心，但判断任意两个位置的外内阴阳就已经比较困难。如图2-1（b）中的a、b两点，从距离中心的远近来说，b大于a，故b相对于a应该为阳。如果换一个角度来说，a位于外表面上，b则位于内部，故b相对于a应该为阳。这就产生了矛盾。

在圆环（c）中，如果我们只考虑圆环上任意两点与圆心的距离，那判定阴阳不会出现问题，但如果考虑到内部的空间上的任意一点a与圆环上的任意一点b，那问题就出来了。点a距离圆心的距离r_a<点b距离圆心的距离

r_b，故 b 相对于 a 应该为阳。但换个角度看，a 位于圆环的外部，b 位于圆环内部，故 b 相对于 a 应该为阴。这就产生了难以调和的矛盾。

在图形（d）中，树叶的形状也比较简单规则，然而判定其上任意两点的外内阴阳就已经非常困难，不同的人会得出不同的结论。

如果再考虑到一些更为复杂的自然之物，外内阴阳的判定就更加困难。比如雪花、地图、莫比乌斯带、云等。相对于以上的物体来说，人体是个更为复杂的结构，其外内阴阳的判定更加困难。比如肺，有着非常复杂的分形结构，很难简单说何处为外，何处为内，当然也就更难说清外内阴阳。

第三节　论气味阴阳及其逻辑问题[①]

气味是传统中医药性理论中最核心的概念。当以气味相对而言的时候，气一般指的是嗅觉器官（主要是鼻）所感知的臊、焦、香、腥、腐五气；而味则指的是味觉器官所感知的酸、苦、甘、辛、咸五味。除此之外，气也指寒、热、温、凉、平五气。以气味分阴阳，则有气与气相对之阴阳、有味与味相对之阴阳，也有气味相对之阴阳。

一、论气为阳，味为阴

中医论气味之阴阳，一般以气为阳，味为阴。《素问·阴阳应象大论》曰："阳为气，阴为味。"王冰注曰："气惟散布，故阳为之；味曰从形，故阴为之。"[②] 张景岳注曰："气无形而升，故为阳；味有质而降，故为阴。此

①　按，此节内容可参：王正山、张其成"经典中医气味阴阳理论的问题初探"。

②　唐·王冰. 重广补注黄帝内经素问［M］//张登本，等. 王冰医学全书. 北京：中国中医药出版社，2006：37.

以药食气味言也。"①

王冰的解释如果用现代的语言来表达，大概是说，气可以从物质中脱离出来，弥散于空气之中，故属阳；味依赖于有形的物质而无法独立存在，故为阴。从阴阳学说的角度来看，王冰的解释是比较顺畅的。气有阴有阳，能升能降；味也有阴有阳，能升能降，故张景岳之说，并不完全正确。另外，气味皆无形无质，不可以目视，不可以手触，故张景岳以为"气无形""味有质"亦不可通。相对而言，张景岳之说，不可为训。

气为阳，味为阴，还有一个重要的依据：气本于天，味本于地。《素问·六节藏象论》曰："天食人以五气，地食人以五味。"王冰注曰："清阳化气而上为天，浊阴成味而下为地，故天食人以气，地食人以味也。"② 按照阴阳学说的基本原理，天为阳，地为阴，本乎天者亲上，五气入鼻，而内通于心肺，故与天相应；本乎地者亲下，五味入口，内通于肠胃，故与地相应。唐容川《本草问答·卷上二》云："气本于天，味本于地，气厚者入气分，味厚者入血分。入气分者走清窍，入血分者走浊窍。有如大蒜，气之厚者也，故入气分走清窍，上为目瞀而下为溺臭。海椒，味之厚者也，故入血分走浊窍，上为口舌糜烂而下为大便辣痛。"③ 其说可参。

以上的"气"，主要是指的臊、焦、香、腥、腐五气，也就是"五臭"。对此，《内经》论述较少，在后来的药性理论中运用也不多。反而是寒、热、温、凉、平"五气"运用广泛，而"五气"之中又以寒、热、温、凉为主，故通常称"四气"。比如当前中医药院校通用的方剂学教材，一般都只论四气、五味，而不讨论臊、焦、香、腥、腐"五气"。

---

① 明·张景岳；郭洪耀等校注. 类经 [M]. 北京：中国中医药出版社，1997：8.

② 唐·王冰. 重广补注黄帝内经素问 [M]//张登本，等. 王冰医学全书. 北京：中国中医药出版社，2006：66.

③ 清·唐容川. 本草问答 [M]//王咪咪，等. 唐容川医学全书. 北京：中国中医药出版社，1999：536.

如前所论，中医所言的药性寒热，反映的是药物作用于人体后产生的寒热感觉，以及药物对人体阴阳盛衰、寒热变化的作用倾向。从传统的中医观点看，药物的寒、热、温、凉"四气"，本于春、夏、秋、冬四季之气，故药物之"四气"，外应于四季之"四气"，而内通于脏腑之气。因"四气"本于天之四季，故与五味本于地相对而言为阳。

二、论气、味之阴阳及其逻辑问题

阴阳之中可再分阴阳。以"五臭"分阴阳，《内经》中无明文，后世亦极少讨论。故此处不论。论及寒热温凉"四气"之阴阳，则温热为阳，寒凉为阴，其理易明，亦无需多言。

味也可以再分阴阳。关于味之阴阳，《内经》有明确的说法，其载："辛甘发散为阳，酸苦涌泄为阴，咸味涌泄为阴，淡味渗泄为阳。"[①] 按照五行的分类，酸属木，苦属火，甘属土，辛属金，咸属水。《素问·阴阳应象大论》云："东方生风，风生木，木生酸……在味为酸……南方生热，热生火，火生苦……在味为苦……中央生湿，湿生土，土生甘……在味为甘……西方生燥，燥生金，金生辛……在味为辛……北方生寒，寒生水，水生咸……在味为咸。"[②] 以五行分阴阳，木火为阳，金水为阴。很显然，这里五味的阴阳属性与五行的阴阳属性出现了明显的不一致：酸属木，苦属火，按五行应该为阳，而《内经》却明确指定酸、苦为阴；辛属金，按五行应该为阴，而《内经》却明确指定为阳；甘为土味，土性平，《内经》却明确指定为阳。五行之中，唯咸味的阴阳属性与其五行属性一致，其他四味皆相反，于理难通。这是问题之一。

---

① 唐·王冰. 重广补注黄帝内经素问［M］//张登本，等. 王冰医学全书. 北京：中国中医药出版社，2006：432.

② 同上，第40－41页。

五味有不同的作用趋势，"辛散，酸收，甘缓，苦坚，咸耎"①。向上向外者为阳，辛主散，故为阳；向内向下者为阴，酸主收，故为阴。这两者都没有太大问题。但坚者刚强，耎者柔软，阳刚阴柔，一定之理。既然苦坚咸耎，那应该是苦为阳，咸为阴。但《内经》却以苦、咸两者皆为阴，其理何在？耎之与坚，柔之与刚，明显相对，当是一阴一阳，《内经》却皆以之为阴，逻辑上焉能顺畅？此问题之二。

又，动为阳，静为阴，缓与速对，阴性缓，其动迟；阳性急，其动速，此阴阳之理也。以此推之，甘既然能缓，当然应该是阴药，《内经》却以为阳药，其理何在？此问题之三。

又，"淡味渗泄为阳"，这一条，古今医家罕有疑问，其实不然。"淡"非独对"咸"而言，五味酸、苦、甘、辛、咸，仅具其一，都不可以称"淡"。故"淡"是非酸、非苦、非甘、非辛、非咸的一种状态，或者说是酸、苦、甘、辛、咸五味皆薄的状态。故淡与辛、甘为阳者相对则为阴，与酸、苦、咸为阴者相对则为阳。如果单论"淡"味，则非阴非阳，其性平。此问题之四。

有此四个问题，可知气味之中再分阴阳，虽《内经》有明文，然未能自圆其说，很难令人满意。

三、论气味之厚薄及其阴阳

先说"厚薄"。厚，一般指的是数量或者程度的大、重、浓、深；而薄则相反，指的是少、小、轻、淡。直观地说，味厚，说的是味道的浓厚、强烈；味薄，说的是味道的淡薄、微弱。气厚，说的是气息的浓厚、强烈；气薄，说的是气息的淡薄、微弱。故同样的一味药，用同样多的水煎，应该是

---

① 唐·王冰. 重广补注黄帝内经素问［M］//张登本，等. 王冰医学全书. 北京：中国中医药出版社，2006：127.

药量越大,气味越浓厚;用量越少,气味越清淡。

再论气之厚薄。中药的"气"有"四气",还有"五臭"。五臭的"厚薄",即五臭之浓淡,很容易理解。而"四气"说的是药性的寒、热、温、凉,那"四气"的"厚薄"是什么?学术界比较权威的认识是:温热气厚,寒凉气薄。此观点源于《内经》,而倡于易水张元素、李东垣等,此后在医界长期盛行,以至于今。其观点认为:"气之厚者,为阳中之阳,气厚则发热,辛、甘、温、热是也。气之薄者,为阳中之阴,气薄则发泄,辛、甘、淡、平、凉、寒是也。"① 辛甘为阳药,"阳为气",故此派学者论气之厚薄,主要讨论辛甘之药,且以"辛、甘、温、热"为气厚,"辛、甘、淡、平、凉、寒"为气薄。不少学者对此持肯定意见。如张卫等认为:"气味的薄厚实际上就是指气味中相对的阴阳关系,对于四气来说气厚(温、热)为阳,气薄(寒、凉)为阴;对于五味来说,味厚(酸、苦、咸)为阴,味薄(辛、甘、淡)为阳。"②

这种观点,存在明显的逻辑问题。假设用一味寒性药,用量越多,应该是气味越厚,寒性越重;而根据越寒则气越薄的观点,则用量越多,则气反而越薄。此问题之一。

又,《素问·阴阳应象大论》云:"气薄则发泄,厚则发热。"温热为气厚,气厚则发热,这似乎没有问题。寒凉为气薄,气薄则发泄,发泄在这里一般来说指的是解表发汗。王冰注曰:"气薄为阳少,故汗出,发泄谓汗出也。"③ 寒凉药能发汗,而且越寒越能发汗,这显然不合乎实际。比如麻黄这

① 元·王好古;崔扫尘等点校.汤液本草 [M].北京:人民卫生出版社,1987:4-5.

② 张卫,张瑞贤,韩垚,等.中药气味薄厚升降浮沉理论体系构建及嬗变 [J].中医杂志.2013 (4):544-546.

③ 唐·王冰.重广补注黄帝内经素问 [M]//张登本,等.王冰医学全书.北京:中国中医药出版社,2006:38.

味药，是典型的发汗药，其"气温，味苦，而甘辛，气味俱薄，阳也，升也"①。麻黄甘辛而温，按前面的逻辑，"气之厚者，为阳中之阳，气厚则发热，辛、甘、温、热是也"，麻黄应该是气厚之药，而此处反以为是气薄之药，故又出现了逻辑问题。此问题之二。

总而言之，把气之厚薄，直接混同于气之寒热，并不妥当，必须对气之厚薄提出更合理的定义。

对"四气"之厚薄的重新定义。我们认为，气有阴阳，阴阳气俱有厚薄，阳气厚者为热，阳气薄者则温；阴气厚者则寒，阴气薄者则凉。

基于此，"气薄则发泄"得到了比较好的解决，而且解表药气味都比较清淡，且有辛凉之物，有辛温之物，两者皆为气之薄者。而"气厚则发热"，似乎只对了一半：热气能让人发热，寒气能让人发冷。其实不然，寒气也能让人发热，如《素问·热论》云："人之伤于寒也，则为病热。"总之，这个解释虽然还不算太满意，但很难找到比这更为合理的解释了。

再论味之厚薄。直观地讲，五味的"厚薄"，即五味之浓淡，这似乎很容易理解。可是学术界比较权威的认识与此不同，居然是：酸、苦、咸、平味薄，酸、苦、咸、寒味厚。同样地，此观点倡于易水张元素、李东垣等，此后在医界长期盛行，以至于今。其言曰："味之薄者，为阴中之阳，味薄则通，酸、苦、咸、平是也。味之厚者，为阴中之阴，味厚则泄，酸、苦、咸、寒是也。"② 仔细推敲这句话，味厚与味薄的差异不在味（味皆是酸、苦、咸）而在"气"：气平者味薄，气寒者味厚。这明显不合逻辑。而且，只允许"酸、苦、咸"有厚薄，不允许"辛、甘"之味有厚薄，这也很难令人信服。此问题之三。

对味之厚薄的重新定义。我们认为，五味俱有厚薄，酸、苦、甘、辛、

---

① 元·王好古；崔扫尘等点校. 汤液本草［M］. 北京：人民卫生出版社，1987：66.

② 同上，第4至5页。

咸之浓者为厚；酸、苦、甘、辛、咸之淡者为薄。味有阴阳，阳味（辛、甘）之厚者为阳中之阳，薄为阳之阴；阴味（酸、苦、咸）之厚者为阴中之阴，薄为阴之阳。一个药物，可以同时兼有多个味道，多个味道的厚薄是独立的，互不影响的。味之厚薄与气之厚薄，也是独立的，互不影响的。

到此为止，对气味之厚薄，我们给出了一个更合乎自然的定义。但对气味之厚薄中的阴阳问题，还需要进一步探讨。

四、论气味厚薄阴阳之逻辑问题

现在再来看看《内经》。《素问·阴阳应象大论》云："味厚者为阴，薄为阴之阳。气厚者为阳，薄为阳之阴。味厚则泄，薄则通。气薄则发泄，厚则发热。"① 这段文字，一般被认为是中医药性的基础性理论。现对其做进一步分析。

先说"气厚者为阳，薄为阳之阴"。我们前面讨论过，气之厚薄，有"四气"之厚薄，也有"五臭"之"厚薄"。以"五臭"而言，浓厚的臊、焦、香之臭为"阳中之阳"，清淡的臊、焦、香之臭为"阳中之阴"这不难理解；而浓厚的腥、腐之臭为"阳中之阳"，清淡的腥、腐之臭为"阳中之阴"，这似乎不太妥当。因为腥、腐之臭为浊阴之臭，浓厚者当为阴中之阴，清淡者当为阴之阳才对。以"四气"而言，也存在类似的问题，热气厚者为阳，这合乎逻辑；寒气厚者为阳，这就不合乎逻辑了。此问题之一。

再说"气薄则发泄，厚则发热"。以"五臭"言，清淡的臊、焦、香、腥、腐之气能"发泄"（发表出汗），浓厚的"臊、焦、香、腥、腐"之气能令人"发热"，这既不合乎逻辑，也缺乏事实依据。以"四气"言，虽然发散药多为辛温、辛凉而气味俱薄、清轻透达之品，但并非气薄之药都能"发

---

① 唐·王冰．重广补注黄帝内经素问［M］//张登本，等．王冰医学全书．北京：中国中医药出版社，2006：38.

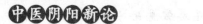

泄"。此问题之二。

再说"味厚者为阴，薄为阴之阳"。五味俱有厚薄，如果说浓厚的酸、苦、咸之味为"阴中之阴"，清淡的酸、苦、咸之味为"阴中之阳"，这不难理解。但如果说，浓厚的辛、甘之味也为"阴中之阴"，那显然不合逻辑。因为"辛甘发散为阳"，味厚者如桂枝、附子、吴茱萸等，皆阳药之典型代表，无论如何，不能说是"阴中之阴"药。此问题之三。

再说"味厚则泄，薄则通"。王冰的解释是"阴气润下，故味厚则泄利……味薄为阴少，故通泄"①。然而，干姜、肉桂、附子，皆辛热而味厚者，故历代诸医皆以为扶阳之要药，非泻药也；大枣、甘草、饴糖等，皆味甘而厚者，甘味能补，故历代诸医皆以为缓中补虚之要药，非泻药也；当归、川芎，其味皆辛而厚，历代诸医皆以为补血之要药，非泻药也；山萸肉、五味子、覆盆子等，此皆酸而味厚者也，却能补肾涩精，亦非泻药也；……凡此等等，皆味厚而能补，并非"味厚则泄"者也。此问题之四（当然也可以说，补阳即是泻阴，故阳味厚者，补阳而泻阴；补阴即是泻阳，故阴味厚者，补阴而泻阳。如此则经文亦勉强可通）。

又，"通"之于"泄"，似乎相反，其实不然。大黄、芒硝，味厚者也，为"泄"火之药，能"通"大便；茯苓、猪苓，味淡者也，能"通"小便，亦能"泄"湿；麻黄、浮萍，味淡者也，能"泄"皮毛，亦"通"腠理。可见，味厚者能泄亦能通，味薄者能通亦能泄。此问题之五。

有此五者，故《内经》"味厚者为阴，薄为阴之阳。气厚者为阳，薄为阳之阴。味厚则泄，薄则通。气薄则发泄，厚则发热"之说，似可商榷。以我们愚见，此段文字，无论如何，均无法给出一个既合乎逻辑，又符合临床实际的解释。问题的根源在于，发表（发泄）、攻里（泄）、渗利（通）、温

---

① 唐·王冰。重广补注黄帝内经素问［M］//张登本，等．王冰医学全书．北京：中国中医药出版社，2006：38.

中（发热）等作用，并非单纯用气味及其阴阳就能解释的，还必须综合考虑药物的部位、质地、润燥、轻重，甚至其化学成分等。不过，如果对此段文字进行一定的限制，就可以相对顺畅了，即"（阴）味厚者为阴（中之阴），薄为阴之阳。（阳）气厚者为阳（中之阳），薄为阳之阴。（阴）味厚则泄，薄则通。（阳）气薄则发泄，厚则发热"。

第四节　论清浊之阴阳及其逻辑问题

在中医的经典体系里，"清浊"是一对非常重要的概念，几乎与寒热、气血、阴阳一样常见，可谓是含义十分丰富的"元概念"①。但是，长期以来，"清浊"并未引起学术界足够的重视，相关的研究论文亦难得一见。本节中，我们将对清浊的概念及其相关问题进行探讨。

一、论中医清浊的含义

何谓清浊？《中医大辞典》的解释是：①指清气和浊气。《灵枢·阴阳清浊》曰："愿闻人气之清浊……受谷者浊，受气者清。清者注阴，浊者注阳……清浊相干，命曰乱气。"参见清气、浊气条。②相气十法之一。诊察病人面部颜色的清亮与浊暗，以了解疾病的阴阳属性。《望诊遵经》曰："清者病在阳，浊者病在阴。自清而浊，阳病入阴；自浊而清，阴病转阳。"②《中医名词术语精华辞典》解释与此相同。在《中医辞海》中，除以上两条解释之外，又补充了第三个解释：③气功术语。《金丹问答》曰："问曰：何谓清

①　曹东义，李佃贵，裴林，等．清浊是《内经》的基本概念［J］．中医药通报，2009（6）：33－34.

②　李经纬，余瀛鳌，欧永欣等．中医大辞典［M］．北京：人民卫生出版社，1995：1636.

浊？答曰：阴浊而阳清也，清者浮之于上，浊者沉之于下，修丹者留清去浊属阴也。"清为清新，浊为浊乱①。其他权威的工具书，解释大体不出以上三条。

再看何谓清气？《中医大辞典》的解释是：①水谷精华的轻清部分。《灵枢·动输》曰："胃为五脏六腑之海，其清气上注于肺。"②即清气分热，见该条。《温热论》曰："到气才可清气。"③秋令清肃之气。《素问·五常政大论》曰："秋气劲切，甚则肃杀，清气大至，草木凋零。"（同上，1635页）

何谓浊气？《中医大辞典》的解释是：①饮食精华的浓浊部分。《素问·经脉别论》曰："食气入胃，浊气归心，淫精于脉。"②寒邪。《灵枢·忧恚无言》曰："两泻其血脉，浊气乃辟。"③污浊之气。如呼出之气，排出的矢气等。④与清阳相对而言的重浊物质。《素问·阴阳应象大论》曰："浊气在上，则生胀。"（同上，1328页）

以上解释，略显烦冗，且未能切中要害。今考许慎《说文》，其曰："清，朖也，澂水之兒。"朖即"朗"，《说文》曰："朗，明也。"换言之，清的本意是水清澈透明之貌。从许慎的论述看，"清浊"最早被用之于论水的清澈程度。《诗经》中有关清浊的论述，也大抵与水相关，如"相彼泉水，载清载浊"；"原隰既平，泉流既清"②。具体来说，"清"包含如下几层的含义：①清澈的，透明度高的。②纯净的，无污染的。③浓度低的、气味清淡的。具有以上特征的气就是"清气"。浊与清相反，自然也就有如下含义：①浑浊的，透明度低的。②掺杂的，染污的。③浓度高的、气味浓厚的。具备以上特征的气就是"浊气"。

---

① 袁钟，图娅，彭泽邦，等. 中医辞海·中册［M］. 北京：中国医药科技出版社，1999：1411.

② 孔颖达，等. 毛诗正义［M］//阮元校刻：《十三经注疏》本. 上海：上海古籍出版社，1997：462，495.

因为清跟水的关系密切，自然界中，水一般来说是清凉的，故"清"也就常常跟"凉"联系在一起。《素问·五常政大论》曰："秋气劲切，甚则肃杀，清气大至，草木凋零。"这里的清气也就是清凉肃杀之气。《灵枢·百病始生》曰："夫百病之始生也，皆于风雨寒暑，清湿喜怒。喜怒不节则伤脏，风雨则伤上，清湿则伤下。"这里的"清湿"之气，就是指寒湿之气。

　　在中医里，"清"一般与"轻"连用，而曰"清轻"；"浊"一般与"重"连用，而曰"重浊"。那何谓轻重呢？"轻"在这里有两层意思：①密度小。中国古人虽然没有密度这个名词，但是对密度的大小还是有认识的，他们一般用质之轻重来表示密度大小。②重量小。同样的一种药材，用的多为重，用的少为轻。而重在这里的意思，与轻相反：①密度大。②重量大。凡以上两种含义，在医书中皆有体现。言密度者，如金·张子和云："所谓轻剂者，风寒之邪，始客皮肤，头痛身热，宜轻剂消风散，升麻、葛根之属也。故《内经》曰：因其轻而扬之。发扬所谓解表也。……所谓重剂者，镇缒之谓也。其药则朱砂、水银、沉香、水石、黄丹之伦，以其体重故也。"[①] 清·张秉成亦云："凡用药须知质之轻者，能浮能升，可以上入心肺。质之重者，能沉能降，可以下行肝肾。"[②] 言用量者，如金·张子和云："夫大方之说有二：有君一臣三佐九之大方，有分两大而顿服之大方。盖治肝及在下而远者，宜顿服而数少之大方；病有兼证而邪不专，不可以一二味治者，宜君一臣三佐九之大方。王太仆以人之身三折之，上为近，下为远。近为心肺，远为肾肝，中为脾胃。胞脏胆亦有远近。……故肝之三服，可并心之七服；肾之二服，可并肺之七服也。"此处用"分两大而顿服之大方"以治肾肝在下之病，取其分量重则能降之意也。"肾之二服，可并肺之七服"说明治肾的剂量，大概当用治肺的 3.5 倍。

① 金·张子和. 儒门事亲［M］. 北京：人民卫生出版社，2005：8，4.
② 清·张秉成. 本草便读［M］. 上海：上海卫生出版社，1957：2.

二、论清浊之阴阳及其理论渊源

在经典中医体系里，当论及清浊之阴阳，一般以清者为阳，浊者为阴。如《素问·阴阳应象大论》曰："清阳为天，浊阴为地；地气上为云，天气下为雨；雨出地气，云出天气。故清阳出上窍，浊阴出下窍；清阳发腠理，浊阴走五脏；清阳实四肢，浊阴归六腑。"这个观点，与道家的宇宙生成论一脉相承。《淮南子·天文训》论宇宙生成曰："道始于虚霩，虚霩生宇宙，宇宙生气。气有汉垠，清阳者薄靡而为天，重浊者凝滞而为地。清妙之合专易，重浊之凝竭难，故天先成而地后定。"① 轻（密度小）的东西放在水中容易上浮，重（密度大）的东西容易下沉；同样，轻（密度小）的东西在空气中容易飘起来，而重（密度大）的东西容易下降。古人通过观察这些现象，推想宇宙产生之初，为一片混沌，而后随着时间的推移，重浊的东西下降，凝聚而为地；轻清的东西则逐渐上浮，融合而为天。古人观察到，轻清无形的东西不易相互抵触，故很容易融合；重浊有形的物体，性质和形状比较稳定，较难融合。天为阳居上，地为阴居下，阳动阴静，故天体与日月星辰旋转不息，大地则安定不移。阳性速，阴性缓，以此类推，天的产生应该先于地。

类比于天地，人体之中，头居至高之地，为诸阳之会，眼、耳、鼻、口诸清窍居之。目能察五色、耳能辨五音、鼻能闻五臭、口能别五味，这些都属于人体的精明神气的作用。而腹部居中，为人身至阴之地，故食物归之，二阴系之，以出粪溺至浊之物。古人观察到这些现象，并总结之曰："清阳出上窍，浊阴出下窍。"既然清者为阳，浊者为阴，清者主升，浊者主降，人体的皮毛四肢在外为阳，五脏六腑在内为阴，所以根据《易经》"同声相应，同气相求，水流湿，火就燥"② 的原理，清阳发腠理、实四肢，浊阴走五脏、

---

① 何宁. 淮南子集释［M］. 北京：中华书局，1998：165.
② 周易正义［M］//十三经注疏. 北京：北京大学出版社，1999：17.

归六腑，就是自然而然的了。

到此为止，我们弄清了清浊的含义，并且知道清者为阳，浊者为阴，逻辑是顺畅的。但进一步分析，问题就出来了。下面具体讨论。

三、阴阳清浊中的逻辑问题

我们首先讨论清浊和寒热的问题。如上所述，清一般和凉联系在一起，所以火可以清，热也可以清。再以寒热分阴阳，我们知道是寒者为阴，热者为阳。既然清为阳，阳气热，那应该是清者热而浊者寒。但这明显跟上面的论述相抵牾。再证之临床，小便混浊的，一般属热；小便清长者，一般属寒。所以《素问·至真要大论》说："诸转反戾，水液混浊，皆属于热。诸病水液，澄澈清冷，皆属于寒。"这也跟清浊阴阳的理论相抵牾。《素问·阴阳应象大论》说："气薄则发泄，厚则发热。"这句话说的是气薄（清）的药，有开表泄热（清热）的作用；气厚（浊）的药有温煦（发热）的作用。这也跟清浊阴阳的理论相抵牾。此类的例子尚多，不暇枚举。很显然，两者有难以调和的矛盾。

我们再来考虑下气味清浊的问题。我们知道，气有清浊，味亦有清浊。气味的清浊，《内经》也称之为"厚薄"。《素问·阴阳应象大论》云："味厚者为阴，薄为阴之阳。气厚者为阳，薄为阳之阴。味厚则泄，薄则通。气薄则发泄，厚则发热。"这段文字，一般被认为是中医药性的基础性理论。仅就字面的意思来看，气有厚薄，厚者（浊）为阳，薄者（清）为阴；味亦有厚薄，厚者（浊）为阴，薄者（清）为阳。很明显，这里就与清（薄）者为阳，而浊（厚）者为阴发生了矛盾。气味清浊及其阴阳的问题，我们在前面已经详论，兹不赘述。

我们再来考虑下营卫清浊的问题。《灵枢·营卫生会》云："人受气于谷，谷入于胃，以传与肺，五脏六腑，皆以受气，其清者为营，浊者为卫，营在脉中，卫在脉外，营周不休，五十度而复大会，阴阳相贯，如环无端。"我们知道，营血有形，卫气无形，有形者浊，无形者清，所以以营卫分阴阳，是营血为阴，卫气为阳。可是经文为何说营清卫浊呢？又，清者为阳，浊者为阴，可是为什么营气为阴而反清，卫气为阳而反浊呢？很显然，这里同样有着难以调和的矛盾。关于营卫阴阳的问题，我们后面还将进一步讨论，这里暂不展开。

综上所述，清浊阴阳的问题，其中存在大量的悖论。而且这个悖论并不能通过重新规定清浊的阴阳属性来解决。（关于这一点，不难证明，本文不拟展开。）

四、论清升浊降理论及其逻辑问题

经典中医理论里，跟"清浊"密切相关的一对概念是"升降"。我们知道，清轻者为阳，主升；重浊者为阴，主降。人体之中，头居至高之地，为诸阳之会，精明神气归之，为元神之府。而腹部居中，为人身至阴之地，故食物归之，二阴系之，以出粪溺至浊之物。清·吴鞠通《温病条辨》卷四"治病法论"云："治上焦如羽（非轻不举）；治中焦如衡（非平不安）；治下焦如权（非重不沉）。"[①] 上为阳，下为阴，轻清者浮而升，重浊者沉而降，所以治上焦之法，用药分量要轻，药本身的密度还应该小（轻浮之品），气味须清淡，最好小量频服；治下焦之法，用药分量要重，药品本身的密度还应该大（重浊之品），气味须厚重，最好大量顿服。这是传统中医里非常有名的"治三焦之法"。看起来非常合理，也合乎我们的直觉。但仔细推敲之下，却不难发现其中存在逻辑问题。

我们知道，根据浮力原理，一个物体放到液体（或空气）里，会浮还是

---

① 清·吴鞠通．温病条辨［M］//吴鞠通医学全书．北京：中国中医药出版社，2006：106．

会沉，取决于物体的密度。密度大于液体（或气体）密度者下沉，密度小于液体（或气体）密度者上浮。其所受的浮力大小可以用阿基米德的浮力公式来计算：

$$F_浮 = G_排 = m_排\, g = \rho_液\, g V_排$$

而同样密度的东西，无论增加或者减少它的用量，上浮或者下沉的方向是不受影响的；而升提或下降之力（我们称为升提力）则与该物质的体积成正比。

$$F_{升提力} = G_排 - G_物 = (\rho_液 - \rho_物)\, g V_排$$

以此类推，药物在人体里上升还是下降，应该只与该药物的密度（药物本身的属性）有关，而跟用量无关；而升提或下降之力的大小，则与该药物的用量有关：一个能上浮的药，用量越大，浮力越大。而根据清升浊降的假设，药物在人体里上升还是下降，不仅与该药物的密度（药物本身的属性）有关，还跟用量（浓度）有关，一个能上浮的药，用量增大，则气味变浊，有可能反而下降。这就产生了矛盾。

这个矛盾反映在临床实践中，当我们用升举药来升提下陷时，假设我们希望升提的力量大些才好，那我们增大用量时，升举之力是增加呢还是降低呢？如果按照浮力的原理进行类比，增加升举药的药量，其升提力量应该加大；可是按照"非轻不举"的原则，增加药量意味着气味变浊，反而导致升举能力的降低，这就出现了矛盾。类似地，如果我们用多味药一起升举（比如黄芪、升麻、柴胡等）时，升举之力是增大还是降低呢？按照浮力的原理进行类比，多味药合用，升提之力应该增加；根据"非轻不举"的原则，多药合用，味道必定重浊，升提之力反而应该下降，这又出现了矛盾。

正因为存在这样的矛盾，很多中医医生在临床中都会遇到这种两难的抉择，而只能求诸所谓的"经验"。但经验本身并不可靠，不同的医生可能会得出不同的经验。以黄芪为例，邓铁涛先生认为，黄芪轻用则升压，重用则降压。故邓老治疗低血压症喜用补中益气汤，方中黄芪的分量不超过15g。治疗气虚痰浊型高血压，黄芪分量必用30g以上①。类似地，兰雄飞认为，黄芪用量小于15g可升压，大于30g可降压②。相反地，谷世喆教授认为，黄芪于用益气升阳，非大剂量不足以取效，临床可用至30～60g。为防止大剂量黄芪有升阳升压之弊，应从低剂量开始，逐渐增加用量③。钟洪认为，黄芪用于升阳举陷需5～10g（轻用）④，而杨国瑛则认为需大于30g（重用）⑤。不难看出，有的学者认为黄芪重用，升举之力加强；而另一些学者则认为，重用黄芪，反而能够降气。两者形成鲜明的对比。

第五节　论营卫之阴阳及其逻辑问题

营卫是中医理论里非常重要的一对概念。"营"，亦作"荣"，有营养、营运之意。营运是为了荣养，荣养必须营运，两者相依为用。"卫"有卫护、保卫之意，它通过"温分肉，充皮肤，肥腠理，司开阖"来抵抗病邪，保护人体⑥。

当论及营卫的阴阳属性时，一般认为卫为气属阳，行于脉外；营为血属阴，行于脉中。比如《难经》三十难载："心者血，肺者气，血为荣，气为卫，相随上下，谓之荣卫，通行经络，荣周于外。"叶天士《温热论》开篇

---

①　邓中光，邱仕君. 邓铁涛运用黄芪的经验［J］. 北京中医，1994（1）：5－8.

②　兰雄飞. 剂量与疗效变化举隅［J］. 中医药研究，1989（1）：30.

③　薛娜，陈云华，谷世喆. 浅谈名医名家用黄芪［J］. 北京中医药，2011，30（3）：5－8.

④　钟洪，赵洁，臧堃堂. 黄芪临床妙用［J］. 第一军医大学学报，2005，25（1）：53.

⑤　杨国瑛. 浅议黄芪的用量变化［J］. 世界中医药，2007，2（6）：364.

⑥　林寿宁. 中国百年百名中医临床家丛书—林沛湘［M］. 北京：中国中医药出版社，2001：314.

即谓："温邪上受，首先犯肺，逆传心包。肺主气属卫；心主血属营。"① 黄元御《四圣心源》载："气统于肺，凡脏腑经络之气，皆肺气之所宣布也。其在脏腑则曰气，而在经络则为卫。血统于肝，凡脏腑经络之血，皆肝血之所流注也。其在脏腑则曰血，而在经络则为营。营卫者，经络之气血也。"②

可是当我们进一步研读经文的时候，却发现事情似乎比较复杂。下面先列几条。

1. 《灵枢·营卫生会》载："人受气于谷，谷入于胃，以传与肺，五脏六腑，皆以受气，其清者为营，浊者为卫，营在脉中，卫在脉外，营周不休，五十度而复大会，阴阳相贯，如环无端。"

2. 《灵枢·卫气》载："其浮气之不循经者，为卫气；其精气之行于经者，为营气。阴阳相随，外内相贯，如环之无端。"

3. 《素问·痹论》载："荣者，水谷之精气也，和调于五脏，洒陈于六腑，乃能入于脉也，故循脉上下，贯五脏，络六腑也。卫者，水谷之悍气也，其气慓疾滑利，不能入于脉也，故循皮肤之中，分肉之间，熏于肓膜，散于胸腹。"

4. 《灵枢·营卫生会》载："黄帝曰：夫血之与气，异名同类，何谓也？岐伯答曰：营卫者，精气也。血者，神气也。故血之与气，异名同类焉。"

5. 《灵枢·营气》载："气从太阴出，注手阳明，上行至面，注足阳明，下行至跗上，注大指间，与太阴合；上行抵脾，从脾注心中；循手少阴，出腋下臂，注小指，合手太阳；上行乘腋出颇内，注目内眦，上颠下项，合足太阳；循脊下尻，下行注小指之端，循足心，注足少阴；上行注肾，从肾注心，外散于胸中；循心主脉出腋下臂，出两筋之间，入掌中，出中指之端，

---

① 清·叶天士，张志斌整理. 温热论 [M]. 北京：人民卫生出版社，2007：15.

② 清·黄元御；麻瑞亭点校. 黄元御医书十一种（下）[M]. 北京：人民卫生出版社，1990：27.

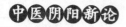
还注小指次指之端，合手少阳；上行注膻中，散于三焦，从三焦注胆，出胁，注足少阳；下行至跗上，复从跗注大指间，合足厥阴，上行至肝，从肝上注肺，上循喉咙，入颃颡之窍，究于畜门。其支别者，上额循颠下项中，循脊入骶，是督脉也；络阴器，上过毛中，入脐中，上循腹里，入缺盆，下注肺中，复出太阴。此营气之所行也，逆顺之常也。"

6.《灵枢·卫气行》载："是故平旦阴尽，阳气出于目，目张则气上行于头，循项下足太阳，循背下至小趾之端。其散者，别于目锐眦，下手太阳，下至手小指之间外侧。其散者，别于目锐眦，下足少阳，注小趾次指之间。以上循手少阳之分侧，下至小指之间。别者以上至耳前，合于颌脉，注足阳明以下行，至跗上，入五指之间。其散者，从耳下下手阳明，入大指之间，入掌中。其至于足也，入足心，出内踝下，行阴分，复合于目，故为一周……其始入于阴，常从足少阴注于肾，肾注于心，心注于肺，肺注于肝，肝注于脾，脾复注于肾为周。是故夜行一舍，人气行于阴脏一周与十分脏之八，亦如阳行之二十五周，而复合于目。"

从以上经文，我们有以下认识。

1. 营卫都是气，所谓"营卫者，精气也"。营不是血吗？非也。经文明明说："荣者，水谷之精气也。"又说："其精气之行于经者，为营气。"如何理解这种矛盾呢？我们可以这样认为：气有营气、卫气之别；营有营血、营气之分。卫气主防卫于外，营气与营血则主营养于内。营血乃水谷之精微所化，主营养全身，并化生营气（血为气母）；营气则主推动营血运行（气为血帅）。以身边的例子来说，营血相当于运输队所运送的物资，营气相当于负责运输的车辆和司机，卫气则相当于保镖和卫队。唐容川《中西汇通医经精义》说："营者血也，卫者气也。血守于内，如兵家之安营，故曰营。气御于外，如兵家之护卫，故曰卫。"① 以营为血，卫为气，而未明营有营血、营气之分，尚差一间。

2. 血也是气。《内经》曰："血者，神气也。故血之与气，异名同类焉。"血怎么能是气呢？我们可以这样理解，首先，所谓"血者，神气也"说的是血中含有气，而此血中之气，恰恰是精神之根本；其次，从生成论来说，《内经》认为，万物皆源于一气，所谓"气始而生化，气散而有形，气布而蕃育，气终而象变，其致一也"（《素问·五常政大论》）。气之于血，分之则二，合之则一，是故《灵枢·决气》云："余闻人有精、气、津、液、血、脉，余意以为一气耳，今乃辨为六名。"所以说"血也是气"，看似矛盾，其实恰恰是符合古人认识论的。

3. 营卫阴阳的矛盾。我们知道，营血有形，卫气无形，有形者浊，无形者清，此一定之理，可是经文为何说营清卫浊呢？又，清者为阳，浊者为阴，可是为什么营气为阴而反清，卫气为阳而反浊呢？这个问题，殊难回答，存之以待贤者。

4. 营卫循行的矛盾。如经文所述，营行脉中，卫行脉外，阴阳相随，外内相贯，周流不息。营气的运行，一日一夜五十周身，其顺序是肺经→大肠经→胃经→脾经→……肝经。我们还知道，卫气昼行于阳二十五度（见《灵枢·卫气行》。大致顺序是寅时出自目内眦的睛明穴，行于三阳，再由足心入于阴分，复合于目，此为一周），夜行于阴二十五度（流注顺序肾→心→肺→肝→脾）。不难发现：第一，从《灵枢·卫气行》描述的情况看，卫气夜行于阴二十五度，是在五脏之中，按肾→心→肺→肝→脾的顺序运行的。而我们也知道，在同样的时间段内，营血继续在十二经中循环，营气的运行和卫气的路径不同，两者的运行不可能是同步的，更不可能是营行脉中、卫

---

① 清·唐容川．中西医经汇通精义［M］//唐容川医学全书．北京：中国医药科技出版社，1999：26.

行脉外，相将而行这种状态。第二，卫气从睛明穴出来，达到四肢末梢，然后又从阴分会于目。这里所谓的"从阴分会于目"是怎么回事？如果是循阴经回流，那么卫气昼日行阳二十五度，这个说法本身就站不住脚；如果不是循阴经回流，那么体内难道还有什么可以供卫气巡行的特殊通道？如果两者都不是，那么难道巡行到末梢的卫气，可以不需要通道，直接飞渡回去吗？总之，这里存在着无法自圆其说的矛盾。第三，卫气还可以逆行。我们知道，营气推动着营血运行，而卫气则负责防卫。血液在血管中的流行是单向的，而营气与营血的方向相同，所以任何情况下，都是"营气顺脉"流行。而卫气则不同，卫气以防卫为目的，需要机动灵活的移动。当病邪入侵时，卫气可以向病邪处集中。（周东浩在《祛魅与返魅》一书中专门探讨过卫气逆行的问题，有兴趣的读者可以参考该书①）这就意味着，卫气有可能不与营气同步运行，甚至逆行。《内经》提到了这种"卫气逆行"的情形。《灵枢·五乱》说："清气在阴，浊气在阳，营气顺脉，卫气逆行，清浊相干，乱于胸中。"

　　总而言之，关于营卫，还有许多待考的问题。而且营卫之间，似乎并没有特别强的相关性，在大多数情况下，两者各行其道，各司其职，似乎并不完全适合用阴阳来描述，否则一定会引发各种悖论。

第六节　论脏腑之阴阳及其逻辑问题

　　《内经》论脏腑之阴阳，大抵以脏为阴、腑为阳。如《素问·金匮真言论》云："言人身之脏腑中阴阳，则脏者为阴，腑者为阳。肝、心、脾、肺、肾五脏皆为阴；胆、胃、大肠、小肠、膀胱、三焦六腑皆为阳。"

---

① 周东浩. 中医：祛魅与返魅［M］. 广西：广西师范大学出版社，2008：55－56.

再进一步追问，为什么脏为阴腑为阳呢？这可以从脏腑在形态、功能等方面的区别进行分析。

从形态上看，五脏属于实体性器官，中空之处较少；六腑属于管腔性器官，中空部分较多。《阴阳应象大论》云："阳化气、阴成形。"所以天为阳而无形，地为阴而有质，以此"类推"，实体性器官阴多而阳少，官腔性器官则阳多而阴少，故五脏为阴，六腑为阳。

从功能上看，五脏主"藏精气"，生化和贮藏气血、津液、精气等精微物质，所以说"五脏者，藏精气而不泻也"（《素问·五脏别论》）；六腑则主"传化物"，即受纳和腐熟水谷，传输、暂存和排泄糟粕，所以说"六腑者，传化物而不藏"（《素问·五脏别论》）。阴主静主藏，阳主动主泻；以此类推，五脏以收藏为用，故为阴；而六腑以流通为贵，故为阳。

有此二因，故《素问·金匮真言论》曰："言人身之脏腑中阴阳，则脏者为阴，腑者为阳。"

如上所论，五脏"藏精气而不泻"，六腑"传化物而不藏"，然五脏虽主"藏"，以"泻"为用；腑虽主"泻"，以"藏"为本。张效霞《脏腑真原》一书对此论述颇精[1]，今摘取其要，更考之《内经》，补其未尽，论之如下。

一、论五脏之"泻"

肾之能"泻"。肾藏精与志，《素问·六节藏象论》曰："肾者，主蛰，封藏之本，精之处也。"《素问·平人气象论》曰："藏真下于肾，肾藏骨髓之气也。"此肾之藏也。然《上古天真论》云："丈夫……二八，肾气盛，天癸至，精气溢泻，阴阳和，故能有子。"又曰："肾者主水，受五脏六腑之精而藏之，故五脏盛，乃能泻。"此肾之泻也。可见肾虽主藏精，其所藏之精，

---

① 张效霞. 脏腑真原 [M]. 北京：华夏出版社，2010：141-144.

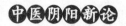

则或输送于体内，以供人体之发育之用；或输泻于体外，以为生殖之用。

肝之能"泻"。肝藏血与魂，《素问·平人气象论》云："藏真散于肝，肝藏筋膜之气也。"然《素问·五脏生成篇》曰："人卧血归于肝，肝受血而能视，足受血而能步，掌受血而能握，指受血而能摄。"王冰注曰："人动则血运于诸经，人静则血归于肝藏。"血运于诸经，故目受之而能视，足受之而能步，掌受之而能握，指受之而能摄，皆肝血之所滋润，此肝之泻也。《素问·经脉别论》云："食气入胃，散精于肝，淫气于筋。"是肝受饮食精微，进而滋养于筋，此肝之泻也。《素问·玉机真脏论》云："肝受气于心，传之于脾，气舍于肾，至肺而死。"是肝所受之气，可转输于他脏也，亦肝之泻也。

心之能"泻"。心藏血脉之气，《素问·平人气象论》云："心藏血脉之气也。"《素问·六节藏象论》云："五气入鼻，藏于心肺。"是心藏血脉之气，亦藏呼吸之气，亦主藏神。然《素问·玉机真脏论》曰："心受气于脾，传之于肺，气舍于肝，至肾而死。"是心所受之气，可转输于他脏。《素问·经脉别论》云："食气入胃，浊气归心，淫精于脉。"王冰注曰："浊气，谷气也。心居胃上，故浊气归心，淫溢精微，入于脉也。何者，心主脉故。"是心受饮食精微之气，可输布于血脉之中也，此心之泻也。《素问·评热病论》云："月事不来者，胞脉闭也，胞脉者属心而络于胞中，今气上迫肺，心气不得下通，故月事不来也。"张介宾注曰："胞即子宫，相火之所在也。心主血脉，君火之所居也。阳气上下交通，故胞脉属心而络于胞中，以通月事。今气上迫肺，则阴邪遏绝阳道，心气不得下行，故胞脉闭，而月事断矣。"此以"心气不得下通"，而致胞脉闭、月事断，可见正常情况下，应是"心气能够下通，而后包脉开通，月事按期而至"。故心气亦藏中有泻也。

脾之能"泻"。脾藏肌肉之气，《素问·平人气象论》云："脏真濡于脾，脾藏肌肉之气也。"然《素问·经脉别论》云："饮入于胃，游溢精气，上输于脾。脾气散精，上归于肺。"是饮食之精气，由胃入脾，再经脾之转输，上达于肺，可见脾亦能藏而能泻也。

肺之能"泻"。肺藏气。《素问·六节藏象论》曰："五气入鼻，藏于心肺。"然气虽藏于肺，而有吐故纳新，是非只藏也。又《素问·平人气象论》曰："藏真高于肺，以行荣卫阴阳也。"营卫之气，皆肺气之所输布，亦非藏也。《素问·经脉别论》曰："脉气流经，经气归于肺，肺朝百脉，输精于皮毛。"又曰："饮入于胃，游溢精气，上输于脾。脾气散精，上归于肺，通调水道，下输膀胱。水精四布，五经并行，合于四时五脏阴阳，揆度以为常也。"无论是"输精于皮毛"，还是"通调水道，下输膀胱"皆肺气之所宣布，是故肺气亦"泻"也。

由上可见，虽五脏皆主"藏"，然亦能疏"泻"，输送其所藏之精、气、津、液，以为人身生长发育之用也。

二、论六腑之"藏"

同样地，六腑虽主"泻"，然亦各有所藏：如胃藏水谷而"腐熟"，小肠受盛而"化物"，大肠藏粪便而主"传道"外出，胆囊藏胆汁，膀胱之藏"津液"而"气化则能出"等。此皆先"藏"而后能"泻"。然六腑虽能"藏"，必不能久，久则为病，此《内经》所谓"不能久留，输泻者也"。

然虽脏腑皆能"藏"能"泻"，而各有偏重。五脏所藏者，乃精微之物与无形之"气"；六腑所藏者，乃水谷饮食及渣滓有形之"物"。五脏之"泻"，为精微之输布；六腑之泻，则为物质之传导。五脏之"藏"宜密宜久，六腑之"藏"则可暂而不可久。两者有明显区别。

第三章 "集合阴阳"与属性划分

第一节 "集合阴阳"概念的提出

在第一章中，我们指出阴阳的本质是二元关系。我们知道，属性值之间有二元关系，属性集之间也可以有二元关系。阴阳是一种特殊的二元关系，集合之间应该也可以有阴阳关系。集合的阴阳关系该如何定义呢？我们先看几个特例：

特例1：温度的集合。

我们知道，论及温度的时候，寒者为阴，热者为阳。假设 T_1 和 T_2 是温度上的两个集合，$T_1 = \{x \mid 0℃ \leqslant x < 10℃\}$，$T_2 = \{x \mid 30℃ \leqslant x < 100℃\}$。因为 T_1 中的所有温度都低于 T_2 中的任意一个温度，所以我们可以说 T_1 相对 T_2 为阴（记作 $T_1 < T_2$）。

特例2：数值的划分。

判断数值的阴阳，一般以偶数为阴，奇数为阳；也可以按大小判断，大者为阳，小者为阴（比如温度，高度）。

设集合 A 为一个整数集。$A = \{1, 2, 3, 4, 5, 6, 7, 8, 9, 10\}$，我们按照奇偶对其进行划分，$A_1 = \{1, 3, 5, 7, 9\}$；$A_2 = \{2, 4, 6, 8, 10\}$。根据奇数为阳，偶数为阴的规则，显然，在这种划分下，A_1 为阳，A_2 为阴。（记作 $A_1 > A_2$）

我们也可以按大小进行划分 $A_1 = \{1, 2, 3, 4, 5\}$，$A_2 = \{6, 7, 8, 9, 10\}$。根据大者为阳，小者为阴；那显然 A_2 为阳，A_1 为阴。（记作 $A_2 > $

A_1)

那是否任意划分的 A_1 和 A_2，都能满足阴阳关系呢？比如说，$A_1 = \{1, 5\}$，$A_2 = \{2, 3, 4, 6, 7, 8, 9, 10\}$，那 A_1 和 A_2 的阴阳如何确定呢？显然，对这样的集合，我们没法判定其阴阳。

从以上的分析来看，并非任意两个集合都可以判定阴阳。相反地，集合 A_1、A_2 需要满足一定条件，才能判断阴阳。基于此，我们给出集合阴阳的定义如下：

定义 1：（集合的阴阳）设 A_1、A_2 是某个属性 A 上的两个子集，当且仅当 A_1 中的任意一个元素相对于 A_2 中的任意一个元素都为阳，我们才能称 A_1 相对 A_2 为阳。（记作 $A_1 > A_2$）

此定义，可以用形式化的语言表示如下：

$$(\forall x \in A_1, \ \forall y \in A_2 \Rightarrow x > y) \Leftrightarrow A_1 > A_2$$

不难发现，如上的定义完全符合中医对阴阳的理解。比如中医说腰以上为阳，腰以下为阴的时候，以腰为界，腰以上的任意一点，相对于腰以下的任意一点，位置都为阳。我们说寒为阴，热为阳，假设以 20℃ 为界，低于 20℃ 为寒，高于 20℃ 为热，那很显然，划分的两个子集也满足上述定义。

第二节　属性集的划分及其阴阳

在第一章中，我们曾经提到过，张介宾《类经·阴阳类》对阴阳含义有一高度的概括，即"道者，阴阳之理也。阴阳者，一分为二也"[1]。中医界普遍认为这句话是阴阳的抽象定义而广为称引，很少受到质疑，我们现在来分析一下。

---

① 明·张介宾编著；郭洪耀等校注. 类经 [M]. 北京：中国中医药出版社，1997：7.

所谓的"一分为二"，我们可以想象为一个烧饼的两面，也可以理解为一个烧饼切作两块，也可以理解为一个集合分划为两个子集等。在上一节的讨论中，我们知道，并非任意一个集合的两个子集都可以判断阴阳。所以，张介宾的这句话并不严谨，必须要满足一定条件的"一分为二"才能判定阴阳。所谓"一分为二"，就是属性 A 的一个划分。如果用数学的语言来描述，我们可以如下定义。

定义 2：设 A 为某个属性，A_1、A_2 是属性 A 的两个子集，如果 A_1、A_2 满足如下条件：

$A_1 \cap A_2 = \Phi$；（A_1 与 A_2 的交集为空）

$A = A_1 \cup A_2$；（A_1 与 A_2 的并集为 A）

则称 A_1 和 A_2 是属性 A 上的一个划分。

下面我们来看几个例子。

例：温度集合的划分。随意给定一个温度的范围，比如 $0 \sim 100℃$，可以用集合 $T = \{x \mid 0℃ \leq x < 100℃\}$ 来表示。我们任意选择一个 $0 \sim 100℃$ 的温度作 t 为界限，比如 $t = 30℃$，可以把集合 T 分为两个子集。$T_1 = \{x \mid 0℃ \leq x < 30℃\}$，$T_2 = \{x \mid 30℃ \leq x < 100℃\}$。显然 $T_1 \cap T_2 = \Phi$；$T = T_1 \cup T_2$；根据上面的定义，T_1、T_2 是 T 的一个划分。

如何保证属性 A 上划分出来的两个集合 A_1、A_2 符合阴阳关系呢？这需要对划分的方法进行限定。从前面关于集合阴阳的定义中，不难给出符合阴阳的属性集划分方法。我们知道，阴阳的本质是属性 A 上的一个二元关系，给定阴阳的判定方法，对属性 A 上的任意两个值 a_1 和 a_2 都是可以判定阴阳的。在此前提下，我们给出一种划分属性集阴阳的算法。

集合阴阳的划分方法 1（一分为二法）：给定属性集 A，选择某个值 a 作为划分的依据，对 A 上的任意元素 b，如果 $a > b$（a 相对 b 为阳）成立，则把 b 放入集合 A_2，否则放入集合 A_1。这样就能把集合 A 划分为两个集合 A_1、

A_2，且能保证 $A_1 > A_2$ 成立。

证明：我们用反证法。

1. 假设 $A_1 > A_2$ 不成立，根据定义，那么必然存在 A_1 中的某个元素 a_1，相对于集合 A_2 中的某个元素 a_2，$a_1 > a_2$ 不成立。

2. 根据阴阳的可判定性，对于 A 上的任意元素 a_1、a_2，$a_1 > a_2$ 和 $a_2 > a_1$ 有且只有一个成立，那么必然有 $a_2 > a_1$ 成立。

3. 根据反自反性，$a > a$ 不成立，故按照我们的划分原则，a 必然被放入了 A_1 中。

4. 根据我们划分 A_1、A_2 的方法，a_2 既然被分到 A_2 中，$a > a_2$ 肯定是成立的。

5. 根据阴阳的可传递性原则。$a > a_2$ 且 $a_2 > a_1$，就必有 $a > a_1$，也就是说 a_1 应该是 A_2 中的元素。这就与我们之前假设的 $a_1 \in A_1$ 相矛盾。

论证完毕。

不难看出，在上面的划分中，用于划分的元素 a 和阴阳判定的方法对于最后划分出来的集合有决定性影响。我们用上面的例子 $A = \{1, 2, 3, 4, 5, 6, 7, 8, 9, 10\}$ 来看一下，假设阴阳判定的方法是大者为阳，小者为阴，则：

$a = 1$ 时，$A_1 = \{1, 2, 3, 4, 5, 6, 7, 8, 9, 10\}$，$A_2 = \{\}$

$a = 2$ 时，$A_1 = \{2, 3, 4, 5, 6, 7, 8, 9, 10\}$，$A_2 = \{1\}$

$a = 3$ 时，$A_1 = \{3, 4, 5, 6, 7, 8, 9, 10\}$，$A_2 = \{1, 2\}$

……

$a = 10$ 时，$A_1 = \{10\}$，$A_2 = \{1, 2, 3, 4, 5, 6, 7, 8, 9\}$

上面的算法，简单讲，就是选择一个值作为划分依据，小于该值者为阴，放入 A_2；大于等于该值者为阳，放入 A_1。无论给定的集合是有序集还是无序集，该算法都是适用的。我们把这个用于划分的数值 a 称作中值。中值可以放入 A_1，也可以放入 A_2，而不影响划分出来的两个集合 A_1 和 A_2 的阴阳关系。

第三节 论"一分为二"与"一分为三"

本节我们讨论与集合阴阳划分相关的两个命题:"一分为二"和"一分为三"。不少学者认为,相对于"一分为二",中国传统的思维方式更倾向于"一分为三"。这种思维方式,把任何属性,都划分为阴、中、阳三个子集。其中,"中"为阴阳的中间态。儒家推崇的"中庸之道",讲究不偏不倚,无过不及,本质上就是"一分为三"。

关于"一分为三"的思维方式,研究论文甚多,有兴趣者可参考庞朴《浅说一分为三》①、周德义"论中国传统文化的'一分为三'哲学思想"②、钟海平和张光霁"阴阳的'一分为二'与'一分为三'"③、苏庆民"一分为三与三阴三阳"④ 等文。

学者们多关注于"一分为二"与"一分为三"的差异,认为西方思维偏向于"一分为二",东方思维偏向于"一分为三"。比如庞朴先生认为,我们祖先自周起就比较喜爱"三"。从认识发展过程讲,"三"是先民对自然界和生活经验的感悟和总结。"一分为三"作为东方哲学的重要命题,是中华民族对人类文明独特的贡献⑤。周德义等甚至认为:"西方文化的基本精神是'天人对立''天人分离'。他们多是普遍的极端主义者,他们把世界看成是两个极端,即是人类的和自然的两个方面;他们喜爱用一分为二的思想来解

---

① 庞朴. 浅说一分为三 [M]. 北京:新华出版社,2004.

② 周德义. 论中国传统文化的"一分为三"哲学思想 [J]. 南华大学学报(社会科学版),2002,3(1):15 - 20.

③ 钟海平,张光霁. 阴阳的"一分为二"与"一分为三" [J]. 浙江中医杂志,2009,44(2):89 - 91.

④ 苏庆民. 一分为三与三阴三阳 [J]. 中国中医基础医学杂志,2010,16(6):447 - 449.

⑤ 庞朴著. 浅说一分为三 [M]. 新华出版社,2004.

释和处理世界事物。将自然与人类相分离，把物质与精神截然分离，非此即彼！把自然作为人类征服的对象，疯狂地掠夺自然和践踏自然。其结果是自然环境遭破坏，生态环境遭破坏，人类赖以生存生活的环境遭破坏。"[1] 这种把"一分为二"和"一分为三"截然对立起来的思想，是否正确？我们持反对意见。理由是，从数学上看，"一分为二"只不过是"一分为三"的特殊情况。在上一节中，我们谈到属性集划分阴阳的方法，不管怎么划分，都需要一个中值。如果把中值放入划分出来的两个子集的任意一个中，就是"一分为二"。而如果把中值放入一个独立的子集中，就是"一分为三"。

更一般地，划分的中值可以不是一个值，而是一个集合 A_0（我们简称为中集）。假设 A_0 中有最小值 a_0（我们把 a_0 称为集合 A_0 的下界）和最大值 a_1（我们把 a_1 称为集合 A_0 的上界）。那划分的方法相应地调整如下。

集合阴阳的划分方法 2（一分为三法）： 给定属性集 A，对 A 上的任意元素 a：

1. 如果 $a < a_0$（a 相对 a_0 为阴）成立，则把 a 放入集合 A_1。

2. 如果 $a > a_1$（a 相对 a_1 为阳）成立，则把 a 放入集合 A_2。

3. 如果 $a_0 < a < a_1$，则把 a 放入集合 A_0。

这样就能把集合 A 划分为三个集合 A_1、A_0、A_2，且能保证 $A_1 < A_0 < A_2$ 成立。证明比较简单，可参考上一节的证明方法，此处从略。

根据阴阳的可传递性，我们知道 $A_1 < A_2$ 是成立的。显然，当 a_0 趋向于 a_1 时，"一分为三"法就蜕化成"一分为二"法。

据此，我们认为，"一分为二"和"一分为三"，都只是一种划分事物属性的方法，并没有太多的神秘意义，硬要把其视作东西方文化精神的差异所在，是很可笑的行为。

---

[1] 周德义. 论中国传统文化的"一分为三"哲学思想 [J]. 南华大学学报（社会科学版），2002，3（1）：15–20.

第四章 论"复合阴阳"与属性向量

第一节 "复合阴阳"概念的提出

在前面的章节中，我们讨论了抽象阴阳、具体阴阳的概念，并对几种常见的"具体阴阳"进行了讨论。我们还讨论了集合之间的阴阳。本节中，我们将进一步讨论多个属性综合的阴阳判定，我们称之为"复合阴阳"。

为什么要讨论"复合阴阳"呢？这是因为自然界的事物，一般都具有多个属性。当一个事物具有多个属性的时候，这些属性的阴阳是可以相互不同的。举例来说，黄连这味药，其气寒，其味苦，其性燥，其色黄。以气言，黄连气寒，为阴药；以味言，黄连味苦，为阴药；以燥湿言，黄连性燥，能祛湿，为阳药；以色言，黄色属土，土为阴中之至阴，为阴药。那黄连的阴阳属性到底是什么呢？这就不能简单地说，黄连是阴药或是阳药。

又比如，在第二章中讨论位置阴阳的时候，我们曾说过以位置言，上为阳、下为阴；以寒热言，热为阳，寒为阴。可是稍有现代物理学常识的人都知道，一般而言，海拔越高，气温越低（沿地面垂直上升，每升高 100 米，气温下降 $0.4 \sim 1℃$）。《内经》也说："地有高下，气有温凉，高者气寒，下者气热。"（《素问·五常政大论》）又说："至高之地，冬气常在；至下之地，春气常在，必谨察之。"（《素问·六元正纪大论》）高处不是为阳吗？阳不是应该热吗？为什么高处反而冷呢？是不是我们的阴阳学说出现问题了？非也！位置和寒热，是事物的两个独立的属性，两者并无必然关系。故长在山顶的中药，有寒性，也有热性；作用于人体上焦的药，有寒性药，也有热性药；

长在热带的药，有寒性药，也有热性药。故寒热与位置，不能混为一谈，而必须综合分析。这就需要用到"复合阴阳"的概念。

所谓"复合阴阳"，也就是对两个事物在多个属性上综合的阴阳关系判定。这与"具体阴阳"只讨论单一属性上两个值的阴阳关系，"集合阴阳"只讨论单一属性上的两个子集的阴阳关系不同。

第二节　"复合阴阳"与属性向量

为方便描述事物的"复合阴阳"，我们引入"属性向量"的概念。我们知道，自然界中的任何一物，一般都有多个方面的属性，故可以用一个"属性向量"来描述这个事物。以中药为例，有颜色，有气，有味，有密度，有化学成分等。假设事物 a、b 各由 n 个属性构成，且其每个属性都可以判断阴阳，则 a、b 的阴阳属性，将由这 n 个属性的阴阳来决定，我们称此时 a、b 的阴阳属性为"复合阴阳"。假设 $a = <a_1, a_2, \cdots a_n>$，$b = <b_1, b_2, \cdots b_n>$，那么 a、b 的阴阳 $Y(a, b) = <y_1(a_1, b_1), y_2(a_2, b_2), \cdots y_n(a_n, b_n)>$。其中 $y_i(a_i, b_i)$ 是对 a、b 属性 i 的阴阳判断方法。

举例来说，假设某两个物体 a、b 可以用向量 <位置，速度，温度> 来表示：

$a = <30, 10, 80>$　$b = <10, 20, 30>$

以位置论，a 为阳，b 为阴；以速度论，a 为阴，b 为阳；以温度论，a 为阳，b 为阴。那整体而言，a、b 谁为阳，谁为阴呢？这时候我们无法简单判断，最好的方式，是用向量 $Y(a, b) = <阳，阴，阳>$ 来表示。（如果用"+"表示阳，"-"表示阴，则 $Y(a, b) = <+, -, +>$）

特殊地，如果两物 a、b 中，a 的任意一个属性相对于 b 的相应属性来说都为阳，我们就定义 a 相对 b 为阳，记作 $a > b$。

第三节　属性向量与人体健康模型

有了复合阴阳和属性向量的概念之后，我们可以用它来处理一些具体的问题。本节我们先尝试用复合阴阳和属性向量来讨论人体的健康状况。

人体有许多与健康相关的指标。中医指标如寒热、燥湿、五脏六腑的阴阳虚实等；西医指标如心率、体温、血压、血糖、血脂、转氨酶、尿蛋白等。所有的这些指标，都可以用一个综合的向量来表示，用来描述一个人的健康状况。我们称这个向量为人体健康向量。

人体健康向量中的每一项指标都有三种可能的状态，偏高（＋）、偏低（－）、正常（0）。一般而言，三种状态都是范围，比如正常人腋下温度为 $36 \sim 37℃$，低于 $36℃$ 为偏低（－），高于 $37℃$ 为偏高（＋）。当人体健康向量中的所有指标都在正常值范围的时候，人体属于健康态，而所有可能的健康态就构成了人的健康空间。与第一章第七节合参，不难发现，所谓的健康空间，就是人体的阴阳平衡态，在此状态下，人体所有的具体属性都处于阴阳平衡态。

人体的每个指标，都有能够接受的最大值和最小值（人在生存状态下能够达到的极限值），超过这个范围，人就无法生存。人体健康向量中每个值所可能的取值构成的范围，就是人的生存空间。很显然，健康空间包含于生存空间。

人的生存空间减去健康空间，剩下来的部分，就是人体的疾病空间。当人处于疾病空间时，人能够生存，却不健康。疾病空间描述了所有可能的疾病状态。

为便于理解，我们用一个二维的空间为例来说明。如图 4-1 所示，假设 X、Y 是人体的两个健康指标。x_1、y_1 是 X、Y 所允许的最小值，x_4、y_4 是 X、

Y 所允许的最大值，$x_2 \sim x_3$、$y_2 \sim y_3$ 是 X、Y 的正常范围。我们用 $1 \sim 9$ 来表示划分出来的 9 个子空间。其中子空间 5 就是健康空间。$1 \sim 9$ 是生存空间。1、2、3、4、6、7、8、9 是疾病空间。

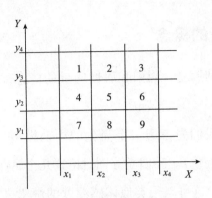

图 4 - 1　人体健康空间与疾病空间

如果用 +、0、- 来表示指标偏高、正常、偏低，子空间 $1 \sim 9$ 则表示为：

子空间 1：$< -, + >$。（X 值为阴，Y 值为阳）

子空间 2：$<0, + >$。（X 值为正常，Y 值为阳）

子空间 3：$< +, + >$。（X 值为阳，Y 值为阳）

其他类推。

不难发现，所谓的疾病空间，就是人体的阴阳失衡态的集合，在此状态下，人体至少有一个属性处于阴阳失衡态。一般地，设人体具有 n 个相对独立的属性，因为每个属性有 3 种可能的状态（阴、中、阳），则人体的阴阳虚实状态有 3^n 种，其中有且只有一种状态是健康态，其他的 $3^n - 1$ 种都是疾病态。换言之，所谓生病，其本质是人体健康向量从健康空间向疾病空间的偏移。所谓治病，也就是调整健康向量，使其回归健康空间的过程。

第四节　论药性向量

一、药性向量的概念

本节中，我们将利用复合阴阳和属性向量的概念，尝试着对中药的药性进行分析。

为了便于理解，我们先考虑一个简化的中药模型，只考虑中药的四气、五味、密度的大小（轻重）。我们先分别讨论这几个属性。

四气：寒热温凉。这可以用类似体感温度的量 T 来定义。按 T 的升序排序为：寒、凉、温、热。气之寒热，我们可以测定其数值，则 T 越大，则越热。

五味：酸、苦、甘、辛、咸。这是五个独立的量。药物可以同时具有一种或一种以上的味道，每个味道其强弱可能不同，故不能够用一个量来表示，而应该用五个量来表示。我们用五味的大写字母来代表这五个量：S、K、G、X、Y①。理论上讲，这些量都应该可以独立测量，用量化的数值表示。

药物的密度（轻重）：我们在第二章中"论清浊之阴阳"中曾详细讨论过。药物的密度，意味着药物在人体里是上升还是下降的趋势。我们用 P（小写作 ρ）表示。

这样一个中药就可以用一个七维向量来表示 $<T, S, K, G, X, Y, P>$。这个七维向量所有可能取值的空间，就构成了药物的药性空间。为了方便理解，我们把每个维度 T、S、K、G、X、Y、P 的取值，都映射到 [0，1] 范围内。

---

①　其中咸也是 X，为了方便区分，我们用 Y（盐）表示。

以黄连为例，其气寒（假设 $T = 0.2$），其味苦（假设 $K = 0.8$，其他味道不明显，假设都等于 0），其质较重（假设 $P = 0.3$）。故黄连 $= <0.2, 0, 0.8, 0, 0, 0, 0.5>$。

再以黄芩为例，其气寒（没有黄连寒，假设 $T = 0.4$），其味苦（比黄连苦味轻很多，假设 $K = 0.4$，其他味道不明显，假设都等于 0），其质较轻（假设 $P = 0.3$）。故黄芩 $= <0.3, 0, 0.4, 0, 0, 0, 0.3>$。

注意，以上的药性向量模型只是一个简化示例。在实际使用时，我们可以进一步扩充该模型，增加更多的维度，比如药性的燥湿、功能，乃至各种具体的化学成分亦可加入。

在此模型下，每一个具体药物，都可以用药性空间中的一个向量来表示。再考虑到每个药物的各种属性，在不同的产地、不同年程、不同种植条件下等，会有一定的差别，故更一般地，我们可以测定每种药物的各种具体属性值的正常范围。每种药物的各属性的正常值范围构成该药物的药性空间。当且仅当一个药物的所有属性的属性值均在正常范围时，该药物才是合格的。

二、药物的相似度

有了药性向量，两味中药药性的相似度可以利用向量的相似度给出。在数学中，一般来说，两个向量的相似度可以用向量的夹角 θ 来给出。夹角越小，则向量的相似度越大。当夹角为 $0°$ 时，表示两味药物的作用完全相同，可以相互替换。

向量 a，b 的夹角可由下式计算：

$$\theta = \arccos \frac{[a, b]}{\|a\| * \|b\|}$$

$$= \arccos \frac{\sum_{i=1}^{n} a_i * b_i}{\sqrt{\sum_{i=1}^{n} a_i^2 + \sum_{i=1}^{n} b_i^2}} \tag{4-1}$$

其中 $[a, b]$ 是向量 a, b 的内积。$[a,b] = \sum\limits_{i=1}^{n} a_i * b_i$。

$\|a\|$ 称为向量 a 的长度。$\|a\| = \sqrt{[a, a]} = \sqrt{\sum\limits_{i=1}^{n} a_i^2}$。

因此章涉及较多的数学知识，需要对《线性代数》有一定的知识。相关的内容比较多，可参考《线性代数》[①]，兹不细赘。

三、药性的强弱

有了药性向量之后，药性的强弱，可由药性向量的模（长度）给出。其计算公式为：

$$\|a\| = \sqrt{[a, a]} = \sqrt{\sum\limits_{i=1}^{n} a_i^2} \qquad (4-2)$$

其中 $\|a\|$ 称为向量 a 的模。假设向量 a 表示的是某中药的一个单位用量（比如说1g）下的药性向量，则 k 个单位用量下的药性向量可用 $k*a$ 表示。

一般地 $k*a = <k*a_1, k*a_1, k*a_n>$。

因为 $\|k*a\| = k*\|a\|$，故 k 倍的用量下，向量的长度将比单位用量下的药性向量的长度长 k 倍，而向量的方向则是不变的。

不难看出，在此模型下，药性的作用方向由其向量的方向决定，而作用的强弱，由其用量决定。

第五节　药方矩阵与药方向量

一、药方矩阵

我们知道，一个药方是由多个药物以不同的比例和用量构成的。故药方可

---

① 同济大学数学系．工程数学—线性代数 [M]．北京：高等教育出版社，2007，5．

以用一个矩阵来表示。假设药方 A 由 m 味药组成，各味药的用量是 k_1，k_2，$\cdots$ k_m。药性向量为 a_1，a_2，$\cdots a_m$。则药方可表示为：

$$A = <k_1 * a_1, \ k_2 * a_2, \ \cdots k_m * a_m> = \begin{bmatrix} k_1 * a_{11}, k_1 * a_{12}, \cdots k_1 * a_{1n} \\ k_2 * a_{21}, k_2 * a_{22}, \cdots k_2 * a_{2n} \\ k_m * a_{m1}, k_m * a_{m2}, \cdots k_m * a_{mn} \end{bmatrix} (4-3)$$

上述的矩阵称为药方的药性矩阵，简称药方矩阵。理论上讲，如果药性向量能够完整记录单味药的信息，那么药方矩阵就能够完整地记录整个药方的信息。

二、药性叠加与药方向量

我们知道，两个向量是可以相加的，向量 $a + b = <a_1 + b_1, \ a_2 + b_2, \ \cdots a_n + b_n>$。在最简单的情况下，整个药方的作用等于药性矩阵中各个药性向量的叠加。药方中所有药性向量的叠加，仍然是药性空间中的一个向量，我们称之为药方向量。

此时药方 $A = <k_1 a_1, \ k_2 a_2, \ \cdots k_m a_m>$

$$= < \sum_{i=1}^{m} k_i a_{i1}, \sum_{i=1}^{m} k_i a_{i2}, \cdots \sum_{i=1}^{m} k_i a_{n1} > \qquad (4-4)$$

公式 4-4 的含义就是说，药方的作用，等于药方中各个药物分量作用的叠加。药方中各药物的比例，决定药方向量在药性空间中的方向。这与我们通常认识的中药药方的关键在比例的理解是一致的。所谓"中药的不传之秘在用量"，说的也是这个意思。图 4-2 以二维空间的两个向量为例，说明这个道理。

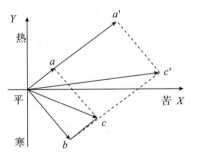

图 4-2 药方向量与药物比例示意图

如图所示，药物 a 性质苦温，药物 b 性质苦寒，此时两药合成的药方，其药方向量为 c，其性苦而凉。如果增大药物 a 的成分到 a'，b 保持不变，则药方向量变为 c'，此时其性苦温。由此可见，在药方中，不改变药方的药味，而只是调整药物的比例，就可能导致整个药方向量的剧烈变化，乃至几乎相反的作用。

三、药方的相似度

与药性的相似度类似，药方的相似度可以由两个药方的药方向量之间的夹角给出。夹角越小，则两个药方的相似度越大。当夹角为 $0°$ 时，表示两个药方的作用方向完全相同。

第六节　药方向量与人体健康向量

众所周知，中药治病的主要原理是"以偏纠偏"。如陈士铎《本草新编》云："顾药性未有不偏者也，人阴阳气血亦因偏胜而始病，用偏胜之药以制偏胜之病，则阴阳气血两得其平，而病乃愈。然则奇方妙在药之偏胜，不偏胜不能去病矣。"[①] 唐容川《本草问答》亦云："凡物虽与人异，然莫不本天地之一气以生，特物得一气之偏，人得天地之全耳。设人身之气偏胜偏衰，则生疾病。又借药物一气之偏，以调吾身之盛衰，而使归于和平，则无病矣！盖假物之阴阳，以变化人身之阴阳也，故神农以药治病。"[②]

从中医传统的认识论上讲，天地万物，无论是动物、植物，还是细菌、微生物、矿物等，从本质上讲皆本一气而化生。所谓"天地之合阴阳，陶化

① 清·陈士铎著；柳璇，宋白杨校注．本草新编［M］．北京：中国医药科技出版社，2011：8.

② 清·唐容川著；陆拯校点．本草问答［M］．北京：中国中医药出版社，2013：1.

万物，皆乘一气者也"（《淮南子·本经训》）。《素问·六节藏象论》亦云："气合而有形，因变以正名。"天地之间，万事万物的本质差别都可以归结到其所禀之气的差别。人体阴阳之偏，也就是所禀之气的偏颇。这种偏颇，可以用寒热、燥湿、虚实等不同的"具体阴阳"来描述。

在上一节中，我们讨论过"健康向量""健康空间""生存空间"等概念。从中医的"一气化生万物"的理论看，因为人与天地万物是同源同构的，所以人和天地间的万物共同来源于一个向量空间。换言之，我们可以把健康向量和药性向量投射到同一个向量空间中，这样，某种中药或者某个药方对人体的作用，就可以用投射后的向量之间的相互作用来描述。而中药治病的本质，就是用药方向量调整人体健康向量，使之回归健康空间的过程。

中篇 中医阴阳的相互关系研究

第五章 阴阳的相互关系

阴阳的相互关系是阴阳学说的核心内容。阴阳的相互关系，目前学术界广泛认可的有对立制约、互根互用、消长平衡、相互转化等。由于对阴阳的实质认识不清，未能区分"抽象阴阳"与"具体阴阳"，故目前学术界对阴阳的关系认识整体仍然属于比较"混沌"的状态。在上篇中，我们对阴阳的本质和数学特性进行了细致的讨论，并区分了抽象阴阳、具体阴阳、阳属性、阴属性、集合阴阳、复合阴阳等概念。本篇中，我们将基于上述概念，对阴阳的相互关系进一步剖析。

第一节 论单一属性上的阴阳关系

所谓单一属性上的阴阳关系，也就是"具体阴阳"中对立双方的关系。一般来说，具体属性上的阴阳可以用属性值的大小来判定。凡温度之冷热、位置之高低、湿度之高低等皆属于"具体阴阳"。相对于抽象的阴阳概念，"具体阴阳"是清晰的、具体的、无二义性的，其关系最为简单。单一属性上的阴阳关系，大致有以下几个方面。

一、对立制约

所谓阴阳的对立制约，说的是阴阳的双方，因为性质相反，所以存在相互对立、相互制约、此消彼长的关系。以寒热为例，寒为阴，热为阳，阳盛

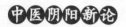

则热，阴盛则寒，寒多一分，热必消一分；热多一分，寒必消一分，两者针锋相对，互不相让。《素问·阴阳应象大论》云："阴胜则阳病，阳胜则阴病。阳胜则热，阴胜则寒。"说的就是这种情况。在单一属性上，阴阳对立的本质是属性值量与质的差异。

二、互根互用

阴阳的互根互用，说的是阴阳对立的双方皆以对方的存在为前提，相反相成。比如，以位置言，上为阳，下为阴；左为阳，右为阴；外为阳，内为阴。任何有形的物体，有上就一定有下，有左就一定有右，有外就一定有内，两者互为存在的前提。《老子》云："反者道之动。""将欲歙之，必固张之。将欲弱之，必固强之。""有无相生，难易相成，长短相形，高下相倾，音声相和，前后相随。"就是讲的阴阳的互根互用。互根的前提是属性的同一性。举例来说，以寒热言，其共通的属性是温度；以明暗言，其共通的属性是亮度；以燥湿言，其共同的属性是湿度。如果没有共同属性，就不会有阴阳对立，也就无所谓互根。

三、相互转化

阴阳的相互转化，说的是阴阳对立的双方，在一定条件下，可以向对立面转化。比如在外力的作用下，运动的物体可以变为静止，静止的物体可以变为运动；物体的位置可以由低变高，也可以由高变低；对物体加热，物体温度可以由低变高；物体向外散热，物体的温度可以由高变低等。应注意，任何变化的发生，都是需要条件的，所以我们在讨论阴阳之间的相互转化时，也应该注意转化的条件。

与阴阳相互转化关系密切的一个命题是"物极必反"。所谓"物极必反"，一般的理解是，事物发展到极限或者尽头，就会向相反的方向转化。这里的"极"，就是指事物往相反方向转变的"拐点"。正如气候热到极点的时候，必定会转凉；冷到极点的时候，必定会转热。《素问·六元正纪大论》所谓"动复则静，阳极反阴""寒极生热，热极生寒"，《易经》中的"日中则昃，月盈则食，天地盈虚，与时消息"，说的都是这种情况。

"物极必反"这句话，看似有理，其实存在很大的问题。我们很难想象一个癌症病人恶化到一定程度时，健康会自动改善；我们也没法想象一个糖尿病人恣意饮食，恶化到一定程度，反而能让血糖自动降低。从历史上看，一个政权腐朽到一定程度时，迎接它的只能是灭亡，而极少有复兴的可能。

从命题的表述方式看，"物极必反"这句话属于重言真句。有学者指出："这一命题其实是如'乌鸦是黑色的'命题一样的一种隐蔽的重言真句，犯了'以空为实'的谬误。"① 对此，我们表示赞同。但重言句并非都没有价值。比如神探福尔摩斯有一句很经典的话："排除一切不可能的，不管多荒诞，剩下的就是可能的。（Remove all impossible, no matter how absurd, the rest is possible.）"这句话显然是重言句，但却很有启发意义。同样地，"物极必反"虽然是重言句，却也能够给我们很大的启发。我们认为，与其反驳"物极必反"这个命题，我们更应该追问的是，针对不同的事物，其"极"到底在哪里。

另外，要注意到，"物极必反"的道理对于周期性变化的现象或属性总是成立的。由于周期性现象在现实世界中广泛存在，故"物极必反"的道理具有重要的启发意义。因为受到地球自转、公转，以及月亮周期的影响，以及外界生态圈各种周期性变化的影响，人体也存在各种周期现象。所以，"物极必反"对于我们认识人体的生理和病理现象，是有指导意义的。

---

① 黄展骥."以空为实"的诡论——"物极必反"命题辨谬［J］.社会科学辑刊，2001（1）：26-30.

第二节　论不同属性间的阴阳关系

一般来说，一个事物往往会有多种属性，如自然界的事物大多有温度、湿度、颜色、密度等属性。如前所论，这些属性，可分为阳属性和阴属性。其中阳属性是指属性值大者为阳的属性（如温度），阴属性是指属性值大者为阴的属性（如湿度）。不同属性间可能存在不同的关系。这些关系大致可以分为如下四类。

一、不同属性间的正相关关系

所谓不同属性值之间的正相关关系，是指事物 A 的两个属性 A_1、A_2 之间，变化是同向的：如果 A_1 增大，则 A_2 也增大；反之，如果 A_1 减小，则 A_2 也减小。如果用数学的方式来表示，就是：

$$（\triangle A_1 > 0 \Leftrightarrow \triangle A_2 > 0）\wedge（\triangle A_1 < 0 \Leftrightarrow \triangle A_2 < 0）$$

其中 $\triangle A_1$ 表示属性 A_1 的变化量。具体说来，上述的表达式又包括如下几种情形：

1. A_1、A_2 同为阳属性。则上式表示两个阳属性之间的同向消长关系。如中医所谓肝火旺导致心火旺是也。

2. A_1、A_2 同为阴属性。则上式表示两个阴属性之间的同向消长关系。如中医所谓肾阴虚导致肝阴虚是也。

3. A_1 为阳属性、A_2 为阴属性。则上式表示阳属性与阴属性之间的"阳生阴长"和"阳杀阴藏"关系。比如中医所谓气血相生是也。

二、不同属性间的逆相关关系

所谓不同属性间的逆相关关系，是指事物 A 的两个属性 A_1、A_2 之间，变化是反向的：如果 A_1 增大，则 A_2 减小；反之，如果 A_1 减小，则 A_2 增大。如果用数学的方式来表示，就是：

$$(\triangle A_1 > 0 \Leftrightarrow \triangle A_2 < 0) \wedge (\triangle A_1 < 0 \Leftrightarrow \triangle A_2 > 0)$$

具体说来，上述的表达式又包括如下几种情形：

1. A_1、A_2 同为阳属性。则上式表示两个阳属性之间的反向消长关系。比如中医所谓心火旺导致心气虚是也（壮火食气）。

2. A_1、A_2 同为阴属性。则上式表示两个阴属性之间的反向消长关系。比如中医所谓湿盛伤阴是也。

3. A_1 为阳属性、A_2 为阴属性。则上式表示阳属性与阴属性之间的"阳长阴消"和"阳消阴长"关系。如中医所谓肝火亢导致肝阴亏是也。

三、不同属性间的函数相关关系

所谓不同属性间的函数相关关系，是指事物 A 的两个属性 A_1、A_2 之间，存在某种函数关系：$A_1 = kf(A_2) + d$。其中 k、d 是两个常数。

比如赵喜新提出了一种阴阳消长平衡转化的正弦函数式即是这种情况[①]。在人体里面，许多属性值都呈现出不同类型周期性。这些属性都可以表示为属性值对时间 t 的周期函数。

我们应该注意到，不能把相关关系等同于因果关系。比如肝火旺者，有可能心火旺，也有可能心火不旺，反之亦然。故不能把肝火旺当作心火旺的原因。

四、不同属性值间的不相关关系

事物 A 的不同属性之间，也可能完全没有相关关系。比如药物的寒热温

---

① 赵喜新 . 中医阴阳学说的数学模型［J］. 河南中医，1997，17（5）：264–265.

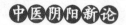

凉与其密度、颜色、味道等,都可能是相互独立的。在人体里面,不同的属性值之间也可能没有关系。比如心率快慢(脉之迟速)与肾阳、肾阴之间,可能没有严格的相关关系等(肾阳虚者,心率有可能快,也有可能慢;肾阴虚者,心率有可能快,也有可能慢)。

第三节　论人体阴阳与外界阴阳之关系

我们知道,人体作为一个生命体,终其一生,都需要不断地与外界交换物质、能量和信息。而物质、能量和信息的各种属性皆可以用阴阳来划分,所以,我们可以说,人的生命过程就是与外界进行阴阳交换的过程。正如《素问·宝命全形论》所言:"人以天地之气生,四时之法成。"又曰:"人生于地,悬命于天,天地合气,命之曰人。"

从经典中医理论来看,人体与外界的阴阳交换,主要通过如下途径。

1. 由鼻窍、皮毛相通,这主要由肺所主,应天。《素问·宝命全形论》所谓"天气通于肺""肺主皮毛"是也。

2. 由口腔、消化道相通,这主要由脾所主,应地。《内经》所谓"地气通于嗌,……谷气通于脾"是也。又《素问·六节藏象论》云:"脾、胃、大肠、小肠、三焦、膀胱者,仓廪之本,营之居也,名曰器,能化糟粕,转味而入出者也,其华在唇四白,其充在肌,其味甘,其色黄,此至阴之类,通于土气。"

3. 通过眼、耳、手、皮肤等感觉器官相通应。

4. 通过某些未知的"感应"而发生。《内经》所谓"风气通于肝,雷气通于心,……雨气通于肾"是也。另外,生病的原因曰"外感六淫""感冒邪气",以人之本身禀赋为本,外邪相感而受病。如寒盛之人,感寒气则病;湿胜之人,感湿气则病。寒气盛者秋冬病增,热气盛者,春夏病剧。此即

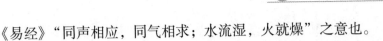

《易经》"同声相应，同气相求；水流湿，火就燥"之意也。

下面我们讨论中医学中，人体阴阳与外界阴阳关系最密切的两种类型。

一、人体阴阳与外界阴阳之同步消长

在正常情况下，人体的阴阳随外界环境同步消长。《素问·脉要精微论》曰："四变之动，脉与之上下，以春应中规，夏应中矩，秋应中衡，冬应中权。"说的就是人体阴阳随外界阴阳同步变化的情况。如果再进一步细分，人体的寒热、燥湿等皆随外界阴阳而消长。春多病风，夏多病暑，长夏多病湿，秋多病燥，冬多病寒，也体现的是人体阴阳随外界环境同步消长的规律。

根据"同类相感"的原则，一般而言，外界的阳气（或阴气）能够加强人体同类的阳气（或者阴气），如外界之寒热能够加强人体之寒热，外界之燥湿能够加强人体之燥湿。这属于人体与外界阴阳同步的正常态。

人体阴阳在正常情况下虽然会与外界阴阳同步消长，但人体本身是一个相对稳定的系统，需要动态维持自身的稳定。举例来说，人到沙漠中的时候，外界的湿度快速降低，但人体会通过饮水来保持自身燥湿程度的稳定，如果不能及时补充水分，人体的湿度低于一定限度，人体将会生病；夏天炎热，人体通过汗液排出热量来维持体温的稳定，如果气温过高，或者人体不能通过汗液来维持稳态，人体也将生病。所以人体这种与外界阴阳的同步消长，是有条件有限度的，超越一定的条件，人体的自稳态被破坏，人体就会进入到疾病状态。

二、人体阴阳与外界阴阳之反向消长

在病态情况下，人体阴阳与外界阴阳有可能出现反向消长。比如许多阴虚病人，白天并无手脚发热的情况，夜里反而五心烦热。《伤寒论》中有不少这样的例子，如"伤寒若吐、若下后不解，不大便五六日，上至十余日，

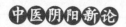

日晡所发潮热，不恶寒，独语如见鬼状"，以及"妇人伤寒，发热，经水适来，昼日明了，暮则谵语，如见鬼状者，此为热入血室"。此两条皆在傍晚（或者夜间，皆属阴）发热加剧，皆人体阴阳与外界阴阳反向消长的例子。《素问·热论》曰："人之伤于寒也，则为病热。"亦属此例。

在极端情况下，一旦外界环境的变化超过了人体所能承受的范围，将导致身体的反常变化，此时"同类相感"就变成了"同类相伤"。比如风本属阳，而风能伤卫，反而能够侵犯人体的阳气；寒本属阴，而寒能伤营，反而能够伤害人体的阴血；湿本属阴，而湿气过剩，反而影响人体津液的输布，反而伤阴。

一般而言，人体与外界同步失调的时候，才可能出现人体阴阳与外界阴阳反向消长的情况，故此类情况一般皆属于病态。

第四节　人体阴阳与药物阴阳之关系

人体阴阳与药物阴阳的关系，类似于人体阴阳与外界阴阳之关系，也存在同步消长和反向消长两种情况。下面分别讨论。

一、人体阴阳与药物阴阳之同步消长

在正常情况下，人体阴阳与药物阴阳应该是同步消长的。也就是说，用温热药能够让人的体感温度或者客观温度升高，用寒凉药能够让人的体感温度或者客观温度降低；用祛湿药能够让人的湿病向愈，用滋润药能够让人的阴液增加。这也是符合"同类相感"的原则。

二、人体阴阳与药物阴阳之反向消长

在特殊情况下，人体阴阳与药物阴阳有可能出现反向消长。例如：①用温热药反而能够让人的体感温度或者客观温度降低。如麻黄汤证，用温热药退高热；桂枝汤证，亦用温热药退烧。②用寒凉药反而能够让人的体感温度或客观温度升高。如"久服黄连，反从火化"。③用祛湿药能够让人的燥病向愈。如湿气困脾，大便反硬之便秘症，重用白术可愈。④用滋润药能够让人的湿病向愈，如久病湿疹，血虚风燥者，须用滋阴凉血药，如当归地黄饮以治。这些都是人体阴阳与药物阴阳反向消长的例子。

第五节　论阴阳平衡

在上篇中我们指出，事物的属性可分为两类：阳属性和阴属性。我们把数值大者为阳的属性称为阳属性，把数值大者为阴的属性称为阴属性。一般来说，给定属性的中集（正常范围的属性值集合），我们就可以把属性划分为 3 个子集，对应着属性值的偏小、正常和偏大 3 种状态。在此基础上不难看出，阳虚说的是阳属性值的偏小状态，阳实说的是阳属性值的偏大状态；阴虚说的是阴属性值的偏小状态，阴实说的是阴属性值的偏大状态。

基于以上的理解不难看出，所谓的阴阳平衡，在单一属性上看，就是该属性处于正常值的状态。所谓事物 A 的阴阳平衡，就是指事物 A 的每个独立的属性皆处于阴阳平衡的状态。

假设事物 A 具有 n 个相对独立的属性，因为每个属性有 3 种状态（阴、平、阳），则事物的 A 阴阳虚实状态有 3^n 种，其中有且只有一种状态是阴阳平衡态。对药物而言，其阴阳平衡态就是合格药物的正常态。对人体而言，其阴阳平衡态就是身体的健康态。

第六章 从阴阳关系看扶阳与滋阴学派之争

阴阳是中医学的根本，而扶阳与滋阴也就注定成为中医界永远的争论。两派皆源远流长，名家辈出，而相互间的论争，似乎也从来没有停止过。我们在学医之初，曾跟随一位民间的老师。他告诫我勤读四大经典，又以黄元御、郑钦安二家之书相授，谓熟读二家，可为良医。于是我的学医之路就从"扶阳"一派开始。在此后的十多年中，我又跟随过几位其他流派的老师。渐渐地，我发现，不同老师之间的观点，往往势同水火：好扶阳者，每每见人皆谓阳虚，而所处方药，几乎无一方不用干姜、肉桂、附子等热药，而视黄芩、黄连若砒毒；好滋阴者，则往往见人皆谓阴虚火旺，而所处方药，几乎无一不用黄芩、黄连、地黄、麦冬等清火滋阴之药，而畏肉桂、附子如虎狼。两派皆经常有骄人的案例，但也常常有不灵，乃至治坏的案例。但问题是，且不论普通的中医，即是众多的名家，亦往往不偏于扶阳，既流于滋阴，欲求一中正无偏者，何其困难！

这到底是中医理论本身的问题？还是医生的个人问题？扶阳与滋阴两派，到底谁是谁非？若说是医生的个人水平问题，为何问题如此普遍？如果说是理论问题，那问题到底出在何处？因此问题过于重大，我们虽思索有年，终难定论。兹不揣鄙陋，略陈管见，以供师友批评指正。

第一节　略论扶阳派源流

一、扶阳学派的界定

在讨论"扶阳学派"的观点和源流之前，有必要先界定什么是"扶阳学派"。目前，学术界一般把"扶阳学派"等同于"火神派"，并倾向于将扶阳学派的创立时间定于清末医家郑钦安的第一部专著《医理真传》的成书年代（1869 年）①。当代"火神派"的代表人物之一卢崇汉先生也说："郑钦安（1804—1901 年）是扶阳学派公认的创始人，是伤寒南派的代表，在临证上善用大剂量干姜、肉桂、附子等辛温之品，而且用量惊人，每每以两计，与一般医生有很大分别，故当时被称为'姜附先生'，甚至有人称其为'郑火神'。后人把郑氏这一门善用温热药的学派称为'火神派'。"② 但也有学者认为，对"扶阳学派"和"火神派"应该有所区别，火神派强调用药是以"辛温药物"，特别是"附子"为代表药物。扶阳学派从学术思想来看，强调"万病分阴阳""首重扶阳"；从治法上归类，包括了温阳、扶阳、通阳、固阳、潜阳等，是否用"附子"或"姜、桂、附"等，只是在扶阳理论指导下的具体选药③。

我们认为，简单地把"扶阳学派"等同于"火神派"并不妥当。以是否大量使用"姜、桂、附"等热药，来判断某位医家是否属于"扶阳学派"也不妥当。比如著名的"吴附子"吴佩衡先生，他是公认的"火神派"代表人

① 范宇鹏，杨志敏，老膺荣 . 扶阳学派学术思想梳理与研究现状调查及思考 ［J］. 中华中医药杂志，2013（7）：30 - 32.

② 卢崇汉 . 阳主阴从扶阳学派思想精髓 ［J］. 北京：健康报 . 2013 - 11 - 27.

③ 范宇鹏，杨志敏，老膺荣 . 扶阳学派学术思想梳理与研究现状调查及思考 ［J］. 中华中医药杂志，2013（7）：30 - 32.

物之一，但凡读过《吴佩衡医案》的朋友都知道，吴佩衡先生也擅用大剂量的石膏、大黄等药物起死回生。还有清代著名的医家黄元御，其医理深湛，著作宏富，其学说独重中气、重阳气，论病多从水寒、土湿、木郁立论，好温中培土，主扶阳抑阴①。如此推崇扶阳的著名医家，如果不能算是"扶阳学派"的代表人物，无论如何很难令人信服。

那什么是"扶阳学派"呢？我们认为，凡认同阳气在人体中的主导作用（"阳主阴从"），并且主张"扶阳抑阴"的医家，均属"扶阳学派"。

扶阳学派源远流长，其思想可上溯至《周易》，继承于《中藏经》《扁鹊心书》，而其最著名的医家，莫若张景岳、黄元御、郑钦安等。下面分别讨论。

二、略论《周易》之阳主阴从、贵阳贱阴思想

阳主阴从、贵阳贱阴的思想可上溯至《周易》。《周易》，尤其是《易传》中有大量强调阳主阴从的文字。如乾坤两卦的《彖辞》中说："大哉乾元！万物资始，乃统天。""至哉坤元，万物资生，乃顺承天。"《系辞》中也说："成象之谓乾，效法之谓坤。""天尊地卑，乾坤定矣；卑高以陈，贵贱位矣。"明确提出了阴阳关系中阳主阴从、阴贱阳贵的观点。另外，在《周易》中，阳爻往往与光明、进取、高尚、君子等形象相联系，而阴爻则往往与晦暗、退缩、卑下、小人等形象相联系，给人以鲜明的阳尊阴卑的印象，所以有学者认为，"一部大易，扶阳抑阴"②。

自汉武帝"罢黜百家，独尊儒术"起（约公元前 134 年），一直到戊戌变法废除科举考试（1898 年），在大约两千多年的时间里，儒家的"六经"

---

① 孙洽熙，等. 黄元御学术思想初探［J］. 河南：国医论坛，1990（2）：21－23.

② 清·钱仪吉撰，衍石斋记事稿：清道光刻咸丰四年蒋光煦增修光绪六年钱蓉甫印本，续稿卷三。

一直为封建中国的正统官学和主流意识形态。而《周易》作为"六经之首"的根本经典，"与天地准，故能弥纶天地之道"（《易经·系辞》），又为儒、释、道所共推，又因"易道广大，无所不包，旁及天文地理，乐律兵法，韵学算术，以逮方外之炉火，皆可援易以为说"①，故其思想毫无疑问会对医家，尤其是由儒入医的医家产生重要影响。扶阳学派的代表人物，如张景岳、黄元御、郑钦安等，莫不推崇易学，援易说医，并以《周易》"阳主阴从""贵阳贱阴"思想作为其扶阳学说的理论依据。

三、略论《黄帝内经》中的扶阳思想

扶阳派学者一般认为，《内经》强调阳气的主导作用。他们对《内经》引用最多的是如下几句：

（1）"阳气者，若天与日，失其所则折寿而不彰。"（《素问·生气通天论》）

（2）"凡阴阳之要，阳秘乃固。"（《素问·生气通天论》）

（3）"心者君主之官也……主明则下安，以此养生则寿，殁世不殆，以为天下则大昌。主不明则十二官危，使道闭塞而不通，形乃大伤，以此养生则殃，以为天下者，其宗大危。"（《素问·灵兰秘典论》）

不过，细察原文，我们认为并无明显的"扶阳"或者"崇阳"之意。这个问题，我们在本章第二节中将会进一步讨论。此先略过。

四、略论《中藏经》中的扶阳思想

《中藏经》中有非常明显的"贵阳贱阴"的思想，这一点已有不少学者指出。如《中藏经》第二篇"阴阳大要调神论"云："天者阳之宗，地者阴

---

① 清·永瑢，等.四库全书总目［M］.北京：中华书局，1965（6）：1.

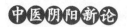

之属。阳者生之本，阴者死之基。天地之间，阴阳辅佐者人也。得其阳者生，得其阴者死。阳中之阳为高真，阴中之阴为幽鬼。故钟于阳者长，钟于阴者短。"

又曰："阴常宜损，阳常宜盈。居之中者，阴阳匀停。是以阳中之阳，天仙赐号。阴中之阴，下鬼持名。顺阴者多消灭，顺阳者多长生。"

另外，值得一提的是，《中藏经》的真伪问题和学术价值，到目前为止尚无定论。有不少学者，如明代吕复、清代的孙星衍、近代的章太炎等，都认为《中藏经》是伪书。今人尚启东有"华氏《中藏经》辨伪"一文，考证颇精，认为《中藏经》"确是伪书"，内容经抄袭（主要是《千金方》）拼凑而成，价值不高，错误很多，应是宋朝时期的道家人士所为①。而另外的一些学者，如王虹峥等则认为《中藏经》并非伪书，价值很高②。

我们认为，《中藏经》大约是唐宋时期道家学者所为，非华佗所作，应无疑问。但伪书并不意味着没有学术价值。最直接的反例就是《内经》，此书托名黄帝、岐伯，实际上却是后代学者托名之作。平心而论，《中藏经》确实有较高的学术价值，但却无法与《内经》《伤寒论》等相媲美。

五、略论窦材《扁鹊心书》中的扶阳思想

《扁鹊心书》，南宋窦材著。此书以艾灸为主，极重扶阳，卷上有"须识扶阳"一篇。专论扶阳之重要性，其中有云："道家以消尽阴翳，炼就纯阳，方得转凡成圣，霞举飞升。故云：'阳精若壮千年寿，阴气如强必毙伤。'又云：'阴气未消终是死，阳精若在必长生。'故为医者，要知保扶阳气为本。"③

① 尚启东. 华氏《中藏经》辨伪 [J]. 安徽：安徽中医学院学报，1982（2）：36-38.
② 王虹峥.《中藏经》源流考 [J]. 江苏：江苏中医，1992（3）：43-44.
③ 宋·窦材辑；李晓露，于振宣点校. 扁鹊心书 [M]. 北京：中医古籍出版社，1992：8.

又有"住世之法"一篇，专论艾灸对治病养生、延年益寿的重要性，其言曰："岂不闻土成砖，木成炭，千年不朽，皆火之力也。""夫人之真元乃一身之主宰，真气壮则人强，真气虚则人病，真气脱则人死。保命之法：灼艾第一，丹药第二，附子第三。"①

以上《中藏经》《扁鹊心书》两书，皆为后世扶阳派学者所乐于称引。

六、略论张景岳的扶阳思想

金元四家之中，刘河间论六气多从火化，而人之六欲七情亦从火化，其治法偏于泻火；张子和主于攻伐，亦好用寒凉；至朱丹溪之出，作"阳常有余阴常不足"之论，而倡言滋阴。及其弊也，庸医专好滋阴，泻火伐阳，伤人正气，故张景岳应时而生，而倡温补。张景岳，一名介宾，字会卿，会稽（今浙江绍兴）人，是明代杰出的医家，为扶阳温补学派的代表人物，对后世影响很大。下面简要论述张景岳的扶阳思想。

（一）张景岳论医，首重阴阳

他强调："命之所系，惟阴与阳，不识阴阳，焉知医理？"② 又说："凡诊病施治，必须先审阴阳，乃为医道之纲领。阴阳无谬，治焉有差？医道虽繁，而可一言以蔽之者，曰阴阳而已。"③

（二）张景岳论医，重医易会通

张景岳生于官宦人家，家境富裕，自幼受过良好的教育。又喜欢读书，熟通经史，广泛研究易理、天文、道家、音律、兵法之学。张景岳在《易经》上的造诣尤深。有学者指出，张景岳的医易学说是以宋代易学和理学为

---

① 宋·窦材辑；李晓露，于振宣点校.扁鹊心书［M］.北京：中医古籍出版社，1992：8.

② 张景岳.张景岳医学全书·类经附翼·大宝论［M］.北京：中国中医药出版社，1999：798.

③ 张景岳.张景岳医学全书·类经附翼·大宝论［M］.北京：中国中医药出版社，1999：877.

基础的。他将周敦颐、邵雍、张载、朱熹等宋代理学和易学大师的研易思想，全面而系统地与中医学理论结合在一起。其中，尤以邵雍的易学对其影响为大。张景岳对邵雍推崇备至，认为其在易经象数方面的造诣，"自列圣而下，惟康节一人哉"[①]！

张景岳既然如此强调阴阳学说，推崇《周易》，自然也就强调医易汇通之重要性。他说："《易》者，易也，具阴阳动静之妙；医者，意也，合阴阳消长之机。虽阴阳已备于《内经》，而变化莫大乎《周易》。故曰天人一理者，一此阴阳也；医易同原者，同此变化也。岂非医易相通，理无二致，可以医而不知易乎?"又说："《易》之为书，一言一字，皆藏医学之指南；一象一爻，咸寓尊生之心鉴。"（《类经附翼·医易义》）

（三）张景岳倡阳主阴从，主贵阳贱阴

在前面我们已经讨论过，《周易》具有明显的"阳主阴从""贵阳贱阴"倾向。张景岳推崇《周易》，自然也就乐于接受《周易》的这个观念，并用于自己的医学实践中。张景岳重阳之论，书中屡见，兹略举数条：

"天地阴阳之道，本贵和平，则气令调而万物生，此造化生成之理也。然阳为生之本，阴实死之基，故道家曰：'分阴未尽则不仙，分阳未尽则不死。'华元化曰：'得其阳者生，得其阴者死。'故凡欲保生重命者，尤当爱惜阳气，此即以生以化之元神，不可忽也。"（《景岳全书》卷一《传忠录上》）

"阳为天地之神，阴为天地之鬼；春夏为岁候之神，秋冬为岁候之鬼；昼午为时日之神，暮夜为时日之鬼。……故多阳多善者，神强而鬼灭；多阴多恶者，气戾而鬼生。"（《类经附翼·医易义》）

"天地形也，其交也以乾坤；乾坤不用，其交也以坎离；坎离之道，曰阴

---

① 薛松. 张景岳医易思想研究［D］. 北京中医药大学，2008：82.

曰阳而尽之。然合而言之，则阴以阳为主，而天地之大德曰生。夫生也者，阳也，奇也，一也，丹也。《易》有万象，而欲以一字统之者，曰阳而已矣；生死事大，而欲以一字蔽之者，亦曰阳而已矣。"（《类经附翼·医易义》）

"惟是阳如君子，阴如小人。君子则正大光明，独立不倚而留之难；小人则乘釁伺隙，无所不为而进之易。安得春光长不去，君子长不死？惜乎哉！阳盛必变，逝者如斯。……以故一阴之生，譬如一贼，履霜坚冰至，贵在谨乎微，此诚医学之纲领，生命之枢机也。"（《类经附翼·医易义》）

因为张景岳有明显的"贵阳贱阴"倾向，故他对好用寒凉的刘河间、张子和、朱丹溪等人，大张挞伐，攻击有加，斥为医中魔道。"曩自刘河间出，以暑火立论，端用寒凉，伐此阳气，其害已甚。……而丹溪复出，又立阴虚火动之论，制补阴、大补等丸，俱以黄柏、知母为君，寒凉之又复盛行。……嗟乎！法高一尺，魔高一丈，若二子者，谓非轩岐之魔乎？"（《景岳全书》卷一《传忠录上》）

总之，张景岳强调阴阳，处处以阴阳说理，而且在阴阳关系上，强调阳主阴从，阳贵阴贱，这是毫不含糊的。张景岳强调说："天之大宝，只此一丸红日；人之大宝，只此一息真阳。孰谓阳常有余，而欲以苦寒之物，伐此阳气，欲保生者，可如是乎？"（《类经附翼·大宝论》）

（四）论张景岳扶阳之法

张景岳扶阳，主张于阴中求阳。他强调，"阳为阴之偶，阴为阳之基"（《类经附翼·易医义》），"阴根于阳，阳根于阴，阴阳相合，万象乃生"（《类经图翼·阴阳体象》）。故"善补阳者，必于阴中求阳，则阳得阴助，而生化无穷；善补阴者，必于阳中求阴，则阴得阳升，而源泉不竭"（《类经·新方八阵·新方八略引·补略》）。既然要扶阳，而且要于"阴中求阳"，那重视坎中之阳（肾阳、先天之阳）也就在情理之中了。故有学者认为，"景岳在扶阳方法上的最大创新就是'扶阳不忘补阴'"①，可谓有见。这也不难理解，为什么如此重视扶阳的张景岳，反以好用熟地黄知名，而被后人称为"张熟地"了。

七、略论黄元御的扶阳思想

继张景岳后，清代乾隆时期的黄元御可谓是扶阳学派杰出的代表人物。黄元御（1705—1758年），名玉璐，字元御，一字坤载，清代乾隆时期著名医家。与张景岳类似，黄氏也精于易学，并有《周易悬象》一书传世。与张景岳重水中之火不同，黄氏立论首重中气，其论病多从水寒、土湿、木郁立论，治法喜暖水祛湿、升达肝木，强调气机的左升右降，好温中培土，主扶阳抑阴②。下面分别讨论。

（一）论黄氏"贵阳贱阴"

黄氏崇阳之论，书中屡见。如《四圣心源》卷二"六气解"言："阴易盛而阳易衰，故湿气恒长而燥气恒消。阴盛则病，阳绝则死，理之至浅，未尝难知。后世庸愚，补阴助湿，泻火伐阳，病家无不夭枉于滋润，此古今之大祸也。"③《四圣心源》卷四"劳伤解"言："纯阳则仙，纯阴则鬼。阳盛则壮，阴盛则病。病于阴虚者，千百之一，病于阳虚者，尽人皆是也。"④ 此类崇阳之论，书中比比皆是。

与张景岳相似，黄氏崇阳之论，其最重要的理论依据也是《周易》。虽然黄氏医书之中很少直接援引《易经》，但黄氏深于易学，有《周易悬象》

---

① 薛松，张其成. 张景岳阴阳思想探析［J］. 山西中医，2008（2）：42 – 43.
② 孙洽熙，等. 黄元御学术思想初探［J］. 河南：国医论坛，1990（2）：21 – 23.
③ 清·黄元御著；麻瑞亭，孙洽熙等校注. 黄元御医书十一种（下）［M］. 北京：人民卫生出版社，1990：43.
④ 清·黄元御著；麻瑞亭，孙洽熙等校注. 黄元御医书十一种（下）［M］. 北京：人民卫生出版社，1990：64.

一书传世，并为《四库全书总目提要》所备录。四库馆臣认为："其诂经乃颇能沿溯古义，其训释以观象为主，其观象以《说卦》为主，而参以荀九家之说，亦兼用互体，大抵缘象以明理，不纠绕飞伏纳甲之术，亦不推演河洛先天之说，在近人易说中犹可谓学有根据。"清·阳湖赵曾向在《重刻黄氏医书后》中曾说："先生博极群书，尤邃于《易》。"顾复初《重刻黄氏遗书序》中亦云："昌邑黄坤载先生，学究天人，湛深《易》理。"精通《易》理的黄氏，吸收《周易》贵阳贱阴的思想，应该说是很自然的。黄氏在《周易悬象·卷四》"大壮"卦解说中强调："阳主生，阴主杀，好生而恶杀者，天地之德，即其心也。贵阳而贱阴者，天地之性，即其情也。文周传经，孔子作传，扶阳抑阴，千古同辞。"表现出明显的"贵阳贱阴"倾向，即是一例。

（二）论黄氏学说独重"中气"

黄氏认为，中气是一种介乎清浊和阴阳之间，而能化生阴阳五行，进而生化万物的元气或祖气。"清浊之间，是谓中气""祖气之内，含抱阴阳，阴阳之间，是谓中气"。五行之中，土为中气，四象咸赖。"中者，土也。""土分戊己，中气左旋，则为己土；中气右转，则为戊土。戊土为胃，己土为脾。""中气者，交济水火之枢，升降金木之轴，中气健旺，枢轴轮转，水木升而火金降，寒热易位，精神互根，自然邪去而正复，是强中御外之良规也。"①

众所周知，中气属土，而土在卦为坤；乾为阳，坤为阴，那黄氏重土的理论和崇阳的理论是否有冲突呢？非也！"水火者，阴阳之征兆"（《素问·阴阳应象大论》），水为阴，火为阳，而"五行之理，水能胜火而火不胜水"。那怎么办呢？黄氏认为，最好的方法就是崇土制水。对此，黄氏有清晰的论

---

① 清·黄元御著；麻瑞亭，孙洽熙等校注. 黄元御医书十一种（下）[M]. 北京：人民卫生出版社，1990：357.

述，其曰："丁火虽司气化，而制胜之权，终在癸水，所恃者，生土以镇之。但土虽克水，而百病之作，率由土湿，湿则不能克水而反被水侮。土能克水者，惟伤寒阳明承气一证，其余则寒水侮土者，十九不止。土溃则火败，故少阴一病，必寒水泛滥而火土俱负，其势然也。"（《四圣心源·六气解·少阴君火》）

如上所论，中气属土，土分戊己，戊为阳土（胃，阳明），而己为阴土（脾，太阴）。两者一燥一湿，若能调停，则人无病。不过，黄氏认为，"阴易进而阳易退，湿胜者常多，燥胜者常少，辛金化湿者，十之八九，戊土化燥者，百不二三。……是以仲景垂法，以少阴负趺阳者为顺。缘火胜则土燥，水胜则土湿，燥则克水，湿则反为水侮。水负则生，土负则死，故少阴宜负而趺阳宜胜"（《四圣心源·六气解·太阴湿土》）。基于这个理解，黄氏治病，喜欢培土，而其培土之法，又独重温燥。

黄氏重中气，还有一个重要的理论依据就是《周易》重"中"的思想。我们知道，《周易》六爻之中，以二、五最吉，"二多誉""五多功"，以其得中也。再联系儒家重视"中庸"的传统，应该说黄氏强调中气是自然而然的。黄氏《周易悬象》自序云："仆于易理，十年不解。丙子三月，偶与玄览处士烛下清言，间及王辅嗣'易无互体'之论，玄览以《系传》'非其中爻不备'折之，默然而退，遂有仰钻之隙。"很明显，黄氏悟入《周易》是因玄览处士"非其中爻不备"的提示有关系的。不过，这里有一个问题：丙子是 1756 年，也就是黄氏逝世前两年。以黄氏之聪慧，又自幼娴习儒家经典，却在逝世前两年，才从"非其中爻不备"得到启发，领悟易理，似乎不合逻辑。

（三）论黄氏学说重气机升降

重气机升降，是黄氏学说的又一大特色。黄氏论气机升降，有中气之升降，有"四维"（肝心肺肾）之升降。"四维"之升降又以中气之升降为基础。"中气者，交济水火之枢，升降金木之轴。""戊土西降，则化辛金，北行则化癸水；己土东升，则化乙木，南行则化丁火。金水之收藏，实胃阴之右转；木火之生长，即脾阳之左旋也。"① 基于这个理论，黄氏论病，每以气机的升降失常来说理。而调整气机升降，恰是黄氏调节阴阳之关键。

（四）论黄氏扶阳之法

黄氏《四圣心源·卷四·劳伤解》中有"阳虚"一文，专论扶阳之法。其文曰②："阳盛于上而生于下，水中之气，是曰阳根。阳气长养，爰生木火。阳性浮动，其根一生，则浮动而亲上者，性也，是以木生而火长。而木火之生长，全赖脾土之升，脾土左升，木生于东而火长于南，纯阳之位，阴气萌滋，此金水收藏之根本也。"这讲的是生理状态下的阴阳化生之道。在病理状态下，则变成"脾土不升，木火失生长之政，一阳沦陷，肾气渐亡，则下寒而病阳虚。人知其木火之衰，而不知其脾土之弱。脾以阴体而抱阳魂，旺则血生而神化。以血藏于肝而实生于脾，肝血温升，而化阳神，即脾土之左旋而变化者也"。故黄氏强调"宜升肝脾以助生长，不止徒温肾气也"。

黄氏把他扶阳的专方称作"天魂汤"，其组成如下：

甘草二钱　桂枝三钱　茯苓三钱　干姜三钱　人参三钱　附子三钱

对于此方，黄氏解释道："火为阳，而阳升于肝脾，脾陷而肝木不生，温气颓败，则阳无生化之源。脾陷之根，因于土湿，土湿之由，原于水寒。甘草、茯苓，培土而泻湿，干姜、附子，暖脾而温肾，人参、桂枝，达木而扶阳。"

黄氏此方，药只六味，而温肾、暖肝、祛湿、培土、通阳，一举数得，其精妙处，直追经方，故用量虽轻，而威力甚大。

① 清·黄元御著；麻瑞亭，孙洽熙等校注.黄元御医书十一种（下）［M］.北京：人民卫生出版社，1990：68.

② 清·黄元御著；麻瑞亭，孙洽熙等校注.黄元御医书十一种（下）［M］.北京：人民卫生出版社，1990：63-64.

总结上文所论，不难见出，黄氏扶阳之法，重点有二：

第一，温中培中，淡渗祛湿。水为阴，火为阳，水能灭火，故培土以镇之。但关用此法，未免有"鲧堙洪水"之嫌，故须加以疏导。这就是方法二。

第二，升肝木以助生长，不止徒温肾气。其因有三：①木能克土，升达肝木，则木不克土，而有助于培土；②木能生火，温升肝木，则火气自旺；③木能泄水，能转寒为温。

八、略论郑钦安的扶阳思想

郑钦安，名寿全，四川邛州人，清末著名医家。以重视阳气，善用附子、干姜等辛热药著称，人称"郑火神""姜附先生"，誉满巴蜀。被誉为"火神派"开山之祖。著有《医理真传》《医法圆通》《伤寒恒论》三书传世。

据《四川省志·人物志·郑钦安》记载："其父郑本智，以训蒙为业。郑钦安为独子，五岁即从父读书。稍长，博览群书，年十六已读完四书五经，随父迁居成都，学医于一代通儒兼名医刘止唐。遵其教导，熟读《内经》《周易》《伤寒论》诸书，以明人身阴阳合一的道理及张仲景立法立方的要旨。"[1]

郑氏之后，"火神派"名家辈出，有卢铸之、吴佩衡、祝味菊、范中林、唐步祺、李可等人，多取法于郑氏，而各有创建，享誉医林。

关于"火神派"产生的历史背景和学术渊源，有学者指出，"火神派"产生之初，正值温病学派兴盛，用药多寒凉轻灵，相延日久，出现崇尚阴柔、恣用寒凉的流弊。在此背景下，郑钦安提出重阳扶阳的学术主张，反对过用

---

① 马昆，刘力红. 郑钦安生平考证 [J]. 江西中医学院学报，2010（2）：40-42.

寒凉，目的希冀"为医林之一助"。① 我们认为，郑氏善于扶阳，确实是不争的事实。然而如果简单认为郑氏"重阳扶阳"，则属对郑氏的误解。兹分辨如下：

（一）论郑氏的学术渊源

郑氏医学，除《伤寒论》《内经》外，主要取法于《周易》。郑氏深通《易理》，并在其著作中援易说医，可谓是清末医易会通学派的代表人物之一。其在《医理真传》一书中，开篇即是"乾坤大旨""坎卦诗""坎卦解""离卦诗""离卦解"，明天地阴阳之道，揭示"坎离所以为人生立命之根"的道理。

郑氏学说的另一个渊源是陈修园。郑氏在《医理真传》的自序中说："所览医书七十余种，每多各逞己见，……使人入于其中而茫然。近阅闽省陈修园先生医书一十三种，酌古准今，论深注浅，颇得仲景之微，亦且明透。"② 其书中，亦颇多援引陈氏说处。可见张仲景之后，郑氏最推崇的医家应属陈修园无疑。郑氏推重经典，重视《伤寒论》《金匮要略》，擅用经方起大症难症，这在很大程度上应该是受陈氏影响的。

郑氏医学，还有一个重要的来源，是清末的大儒刘沅。来自刘氏的影响，应该说更大于陈氏。关于这个问题，我们在后面还会再讨论，此先揭过。

（二）论郑氏论病最重阴阳

郑氏论病，最重阴阳。在《医理真传》自序中，郑氏开篇即谓："医学一途，不难于用药，而难于识症。亦不难于识症，而难于识阴阳。"而其书中，开篇即讲乾坤坎离的问题，揭出先天真阴真阳之重要性。接下来，又设专篇"辨认一切阳虚症法""辨认一切阴虚症法"，为全书辨证之眼目。又恐

---

① 范宇鹏，杨志敏，老膺荣. 扶阳学派学术思想梳理与研究现状调查及思考［J］. 中华中医药杂志，2013（7）：2091－2093.

② 清. 郑钦安著；周鸿飞点校. 中医火神派三书：《医理真传》《医法圆通》《伤寒恒论》［M］. 北京：学苑出版社，2007：1.

学者不解，进一步设"阳虚门问答"和"阴虚门问答"两篇，其中各设问答29条，详细讨论阳虚、阴虚两大类疾病之纲要。在《医法圆通》中，作者开篇即设"用药弊端说"，点出医者用药最易犯的错误在于不能抓住阴阳虚实之实据，而或执方治病，或执药治病。其言曰："用药一道，关系生死。原不可以执方，亦不可以执药，贵在认证之有实据耳。实据者何？阴阳虚实而已。阴阳二字，万变万化。在上有在上之阴阳实据，在中有在中之阴阳实据，在下有在下之阴阳实据。"① 接着，又设"各症辨认阴阳用药法眼"，每病必辨阴阳虚实，然后论治。

郑氏论阴阳，还有一个特征，就是最重先天阴阳，也就是真阴、真阳。所谓真阳，即坎中之阳，对此，郑氏有清楚的定义，其曰："真阳二字，一名相火，一名命门火，一名龙雷火，一名无根火，……种种名目，皆指坎中之一阳也。一阳本先天乾金所化，故有龙之名。一阳落于二阴之中，化而为水，立水之极（是阳为阴根也），水性下流，此后天坎卦定位，不易之理也。"② 与此对应，离中之阴，即是真阴。"离为火，属阳，气也，而真阴寄焉。中二爻，即地也。地二生火，在人为心，一点真阴，藏于二阳之中，居于正南之位，有人君之象，为十二官之尊，万神之宰，人身之主也，故曰心藏神。"③

郑氏扶阳，重坎中之阳，人皆知之；而郑氏滋阴，重离中之阴，则往往为人忽视。

（三）论郑氏不专主扶阳

郑氏为"火神派"开山之祖，以善用干姜、肉桂、附子等热药治病而出

---

① 清·郑钦安著；周鸿飞点校. 中医火神派三书：《医理真传》《医法圆通》《伤寒恒论》[M]. 北京：学苑出版社，2007：122.

② 清·郑钦安著；周鸿飞点校. 中医火神派三书：《医理真传》《医法圆通》《伤寒恒论》[M]. 北京：学苑出版社，2007：3.

③ 清·郑钦安著；周鸿飞点校. 中医火神派三书：《医理真传》《医法圆通》《伤寒恒论》[M]. 北京：学苑出版社，2007：4.

名，人称"郑火神""姜附先生"。照理说，他应该有明显的"贵阳贱阴"倾向。有趣的是，我们遍观其书，发现其中崇阳之论并不多见。相反，郑氏屡屡强调阴阳平衡的重要性。

如在《阳虚症门问答·客疑篇》中，他说："二气均平，自然百病不生，人不能使之和平，故有盛衰之别。水盛则火衰，火旺则水弱，此阴症、阳症所由来也。"又说："病见三阴经者，即投以辛热，是知其阳不足，而阴有余也，故着重在回阳；病见三阳经者，即投以清凉，是知其阴不足，而阳有余也，故着重在存阴。"① 阳虚者重在扶阳，阴虚者重在养阴，"二气均平，自然百病不生"，这是郑氏一向的观点。

郑氏书中，论阳必顾阴，论阴必顾阳；论乾卦必及于坤卦，有"坎卦诗"则随之以"离卦诗"；有"辨认一切阳虚症法"在前，就有"辨认一切阴虚症法"在后；有"阳虚门问答"在前，就有"阴虚门问答"在后。《医法圆通》之中，每病必论阴阳虚实，并非见病即谓阳虚者也。

郑氏强调，人身"以水火立极"，而真阴真阳又立水火之极，"今人着重在后天坎、离之阴阳，而不知着重坎、离中立极之阴阳，故用药多错误也"②。

总之，郑氏"以水火立极"，其书中屡言"水火相依""调和水火""水火互根""水火既济"，不偏不倚，既没有像张景岳那样"阳为生之本，阴实死之基"的贵阳贱阴论调，也没有像黄元御那样"纯阳则仙，纯阴则鬼。阳盛则壮，阴盛则病。病于阴虚者，千百之一，病于阳虚者，尽人皆是"③ 的主张，这是我们应该留意的。

既然郑氏不偏于扶阳，那为何后人往往把他归入到扶阳学派中呢？我们认

① 清·郑钦安著；周鸿飞点校.中医火神派三书：《医理真传》《医法圆通》《伤寒恒论》[M].北京：学苑出版社，2007：57.

② 清·郑钦安著；周鸿飞点校.中医火神派三书：《医理真传》《医法圆通》《伤寒恒论》[M].北京：学苑出版社，2007：68.

③ 清·黄元御.黄元御医书十一种（下）[M].北京：人民卫生出版社，1990：64.

为，其原因是，众所周知，在清代，中医学最突出的成就是在温病学方面的进步。叶天士、薛生白、吴鞠通、王孟英等人更为其中最杰出的代表人物。因温病乃主要是感受温热之邪，其治法用药多轻清寒凉之品，需处处顾护人身的阴液，相延日久，出现崇尚阴柔、恣用寒凉的风气。郑氏虽然也擅用白虎、承气汤，但在当时，却显不出特色，故只能以擅用干姜、肉桂、附子等热药驰名。再经其后学的发展，"火神派"善于扶阳的特色就日益显著。至其末流，论病几乎全是阳虚，治病几乎皆用温热。这种情况，估计是郑氏始料未及的吧。

有一个问题值得一提。我们知道，《周易》有明显的阳主阴从、贵阳贱阴思想。在《周易》中，阳爻往往与光明、进取、高尚、君子等形象相联系，而阴爻则往往与晦暗、退缩、卑下、小人等形象相联系，给人以鲜明的阳尊阴卑的印象①。然而，推崇《易经》，处处援易说医的郑氏，却并没有采纳《周易》中"贵阳贱阴"的观点，反而处处强调阴阳平衡观，应该说这是非常可贵的。

又有学者指出，郑氏认为"诸病无非元阴或元阳之亏虚所致"②，这其实是误解。郑氏论论病，并非皆主于元阴或元阳之亏虚。其在《医法圆通》中，开篇即论"用药弊端说"，点出治病"贵在认证之有实据耳。实据者何？阴阳虚实而已。"又说："在上有在上之阴阳实据，在中有在中之阴阳实据，在下有在下之阴阳实据。"而医者最易犯的错误则在于不能抓住阴阳虚实之实据，而或执方治病，或执药治病。很明显，郑氏讲阴阳，不但分上中下，而且强调要分清虚实，不可偏补偏泻。观其书中，用泻心、导赤、白虎、承气辈甚多，并非简单地认为诸病皆是元阴或元阳之亏虚所致，明可见矣。

（四）论郑氏后学偏于扶阳

郑钦安之后，卢铸之继承其学术思想并加以发展，提出了"人生立命，

---

① 王正山，张其成. 论《易经》《黄帝内经》中扶阳思想 [J]. 安徽：安徽中医药大学学报，2014，33（3）：1-3.

② 牟典淑，刘力红. 郑钦安阴阳辨证特点概述 [J]. 中国中医药现代远程教育，2009（4）：11-12.

在于以火立极；治病立法，在于以火消阴”的观点，强调阴阳学说中“阳主阴从”关系①。这样，以“水火立极”的郑氏“火神派”，演化成单独“以火立极”的卢氏“火神派”。

卢铸之（1876—1963 年），四川德阳人，少年之时即拜郑钦安为师，为郑钦安后“火神派”最杰出的代表人物之一。其后，扶阳之风愈长。如当代著名的“火神派”名医李可，几乎到了见人皆谓阳虚的程度。在《人体阳气与疾病》一书中，李可先生谈到，他 2004 年在广东、广西看过 1000 多人，其中无一例外都是阳虚，“阳虚寒湿证十之有八九，而阴虚火热证的百不见一二，一例都没有遇到过”。不仅如此，李可先生还认为，全中国人都阳虚，“不仅是北方人阳虚啊，南方人阳虚的也特别多，而且南方人阳虚的几乎是百分之百，无一例外”。这让他感到“非常诧异，不理解”②。

刘力红教授是近年来倡导扶阳学说最力学者之一。有一次，新浪微博上一位网名叫“纠结的中医大夫”的医生问他：“最近遇到的很多病人都是夜间咳嗽的厉害，有干咳的，有痰多咳嗽的，为什么都是夜间咳甚呢？”刘氏答曰：“‘形寒饮冷则伤肺’故十咳九寒！夜间寒气当令，故而咳易加重。”而我们知道，咳嗽一病，有五脏六腑之咳，有外感六淫之咳，有内伤虚劳之咳，有痰饮之咳等，这些咳嗽，皆有可能夜间加重，需要辨证论治，不能简单以“十咳九寒”为说，而率用温热。

很明显，绝非全国人民都“阳虚”，也绝非“十咳九寒”。这种观点，只是某些比较极端的扶阳学者的偏见。我们绝无贬低李可先生或者扶阳学者之意。相反，我们学医从扶阳派开始，对郑钦安先生的著作可以说还是下过一些功夫的。对李可先生的许多案例，我们也很推崇。但是，我们认为，医学乃性命攸关的学问，生死系之，作为一个中医医生，最重要的是不能有先入

①　卢崇汉.阳主阴从扶阳学派思想精髓［J］.北京：健康报，2013－11－27.

②　田原.人体阳气与疾病：对话大医李可［M］.北京：中国中医药出版社，2008：24－25.

之见，不偏不倚，得其中道，才能不误人性命。

（五）论郑氏阴阳观之来源

我们前面说过，张仲景之后，郑氏最推崇的医家大概是陈修园。然而我们遍观陈修园医书，发现陈氏对阴阳学说并不特别重视，亦罕有专论①，更罕言先天阴阳。陈氏曾谓："阳虚阴虚，是医家门面话，……"② 对薛立斋、赵献可、张景岳等推重的命门学说和真阴真阳之论，陈氏并不认同。陈氏曾说："张景岳出，专宗薛氏先天之旨，而先天中分出元阴、元阳，立左右归饮丸，及大补元煎之类，有补无泻，自诩专家。……用方不甚分别，惟以熟地黄一味，无方不有，无病不用。"又说："夫薛氏书，通共二十四种，吾不能一一摘其弊。而观其案中所陈病源，俱系臆说，罕能阐《灵枢》《素问》不言之秘；所用方法，不出二十余方，加减杂沓，未能会《本经》性味之微。时贤徐灵胎目为庸医之首，实不得已而为此愤激之言也。即景岳以阴虚阳虚，铺张满纸，亦属浮泛套谈。"③ 然而，对陈修园医说极为推崇的郑氏，其医学思想却极为重视阴阳，而且尤其重视先天阴阳。这与陈氏的观点，可谓反差巨大。其原因何在呢？

关于这个问题，郑氏在《医理真传》自序中其实已经做了交代。郑氏曾"学医于止唐刘太老夫子，指示《黄帝内经》、《周易》太极、仲景立方立法之旨。余沉潜于斯，二十余载，始知人身阴阳合一之道"。④ 显然，郑氏关于太极、阴阳的认识是受刘沅先生影响的。

刘沅（1767—1855 年），字止唐，号青阳子，清末大儒，著名的教育家，

---

① 按，严格来说，陈氏论阴阳之专文，有"识一字便可为医说"一篇，见于《医学三字经》附录。其说颇为精巧，然与其医理关系并不太密切。

② 清·陈修园.陈修园医学全书·医学从众录·虚劳［M］.北京：中国中医药出版社，1999：648.

③ 清·陈修园.陈修园医学全书·医学从众录·虚劳［M］.北京：中国中医药出版社，1999：648－649.

④ 清·郑钦安著；周鸿飞点校.中医火神派三书：《医理真传》《医法圆通》《伤寒恒论》［M］.北京：学苑出版社，2007：1.

槐轩学派创始人。刘氏之学，贯通儒、道、释三教，有真实修炼功夫，其门人弟子达千人之众①。刘氏著述众多，现存著作逾200卷，大部分均收入《槐轩全书》。刘氏精于易学，有《周易恒解》6卷传世。医学方面，有《医理大概约说》1卷传世。

刘氏的易学思想，主要集中在《周易恒解》中，有两个重要的特征。①以理气合一说"中"，以"中"说《易》。这是刘沅易学的一大特色。赵均强指出，刘氏所谓的"中"有三义：一是义理之"中"，即"时中""中道""中正""阴阳之正"等；二是指气化之"中"，即"中气""中黄"等；三是指太极本原之"中"②。在此基础上，刘氏处处强调中正的重要性，其曰："《易》贵中正，苟其中正则吉而福，违则凶而祸。"③（卷一《否》）②以中道说阴阳。这可以说是刘氏对易学的另一突出贡献。刘氏指出："先儒误解，抑阴扶阳，不识泰、否二卦，孔子之意，谓阳为君子，阴为小人，不知阴阳和平，乃成功化，反之则凶。故夫子因此二卦，发明阴阳不可偏废之义……阴阳不和而天地之功用息，五伦不和而人事之义理乖……安得以阳为君子，阴为小人哉！阴阳合德而刚柔有体，以体天地之撰，君子岂遂无阴？自来误解，不可不正。"在男尊女卑的封建时代，刘氏此说具有重大意义。对此，赵氏指出，"刘沅的这种阴阳共生与平等的天道观，是对历代易说的重大修正"，"具有'革命'的意义"①。很明显，郑钦安援易说医，重视阴阳，主阴阳平衡观，一本刘氏。

另外，刘氏论医，重阴阳五行，尤重先天阴阳。刘氏曾说："医者理也，医者意也。阴阳五行之理，烂熟于心，而又以意消息之，其庶几乎！"④ 又

① 李豫川.简记清末四川国学大师刘沅［J］.文史杂志，2006（3）：52－54.
② 赵均强.《易》贵中正：刘沅《周易恒解》研究［J］.天津：历史教学，2009（8）：22－25.
③ 清·刘沅.周易恒解［M］.刻本·成都：刘咸炘致福楼，1922.
④ 清·刘沅《医理大概约说》（光绪丙午四年成都守经堂刊本），第18页。

说："医家不明先后天太极之真体，亦不穷无形水火之妙用。"① 又说："黄坤载亦有可采，在言脾胃，然不知先天。岂有不明先天，但治后天，可以为法者?"② 类此之言，比比皆是。

值得注意的是，刘氏重先天阴阳，最强调的还是"取坎填离，存心养性"功夫，并不主张单纯依靠附子之类的"凡药"以祛病延年，他曾说："羽流以坎中一阳，为长生药，又曰药王。谓药可以延生，而此先天真气，则与天同寿，凡药不能及耳。"③ 又说："又如附子，人皆以治肾火。不知身中火在心，肾火乃分去者。心不能生，肾如何生? 心肾之间为命门，此处非只有火。前人以为真窍，是不知先天后天方有阴阳，两肾即阴阳。心火不生，可于两肾去设法，然必不可专用附子也。"④ 有鉴于此，故郑氏书中屡屡以好生、保养、节欲为诫。在《医理真传》的最后，对于难于医治的"久病不愈，一切怪症奇疮""小神作祟"等疾，郑氏专门给出祈禳之法，其要点亦不外净心斋戒、行善积德、买放生命等，这也是符合刘氏教导的。

小　结

本节中，我们对扶阳学派的源流进行了大致梳理。阳主阴从、贵阳贱阴的思想倡始于《周易》。在两千多年的时间里，儒家的"六经"，一直是官学之正统。而《周易》尊为"六经之首"，又为儒、释、道所共推，其思想毫无疑问会对医家，尤其是由儒入医的医家产生重要影响。故其后扶阳派医家，多出于儒者，皆好援易说医，并以易学"阳主阴从""贵阳贱阴"的思想作为自己的理论依据。《黄帝内经》中并无明显的贵阳贱阴倾向，这一点，我

① 清·刘沅《医理大概约说》（光绪丙午四年成都守经堂刊本）第 35 页。
② 清·刘沅《医理大概约说》（光绪丙午四年成都守经堂刊本）第 53－54 页。
③ 清·刘沅《医理大概约说》（光绪丙午四年成都守经堂刊本）第 18 页。
④ 清·刘沅《医理大概约说》（光绪丙午四年成都守经堂刊本）第 46 页。

们在下一节中还会讨论。此后的《中藏经》《扁鹊心书》等皆有明显的贵阳贱阴倾向。《中藏经》明确指出："阳者生之本，阴者死之基。"《扁鹊心书》则专论艾灸，倡言"阳精若壮千年寿，阴气如强必毙伤""保命之法：灼艾第一，丹药第二，附子第三"等观点。此后张景岳出，倡言扶阳，谓"天之大宝，只此一丸红日；人之大宝，只此一息真阳"。张氏扶阳，重视阴阳互根之理，主张"善补阳者，必于阴中求阳"。故其扶阳，偏于温润，偏于温潜，故喜爱扶阳的张氏，反以擅用熟地黄驰名。至黄元御出，倡言"纯阳则仙，纯阴则鬼。阳盛则壮，阴盛则病。病于阴虚者，千百之一，病于阳虚者，尽人皆是也"。黄氏扶阳，最重中气，以土制水；喜升肝木，以木生火。至其用药，大低偏于温燥、偏于温升。至郑钦安出，以水火立极，重先天阴阳，强调水火既济，其本人并不偏主扶阳，而以善用干姜、肉桂、附子驰名，被推为"火神派"之开山。其后学因之，作"以火立极"之说，扶阳之法益备，而其偏性也日彰。

第二节　略论滋阴派源流及其主要观点

一、滋阴学派的界定

在讨论"滋阴学派"的观点和源流之前，我们先界定什么是"滋阴学派"。在之前对"扶阳学派"定义时，我们认为，凡认同阳气在人体中的主导作用（"阳主阴从"），主张"扶阳抑阴"的医家，均属"扶阳学派"。那么是否可以反过来，认为凡认同阴气在人体中的主导作用（"阴主阳从"），并且主张"扶阴抑阳"的医家，均属"滋阴学派"呢？答案是否定的。据我们所知，从未有过重要的医家在阴阳关系上，认为应该是"阴主阳从"的。那是否可以认为，凡反对阳气在人体中的主导作用，反对"扶阳抑阴"的医家，均属"滋阴学派"。答案也是否定的，因为这样一来，凡不是扶阳学派的医家，都将被划入到滋阴学派。

那么，如何界定"滋阴学派"呢？我们沿用学界一贯的认识，把善用苦寒"泻火"的刘河间、善用清热养阴的朱丹溪，以及清代的温病诸师，如叶天士、薛生白、吴鞠通、王孟英等，大致划入"滋阴学派"，因为这些学者，从学术观点上讲，强调火、热病居多，比较重视人体阴液；从用药上看，善用泻火滋阴之药，故与扶阳派学者形成鲜明对比，因而也是扶阳派学者最喜攻击的医家。注意，我们这里所谓的滋阴派，并非学术界通常所说的以朱丹溪为创始人的滋阴派，而是与扶阳学派好用辛热之药的特点相对的、善用寒凉药的学派，其中包括刘河间、朱丹溪和后来的温病学派在内。可谓之"广义的滋阴派"（或者也可以称"寒凉学派"）。与扶阳学派相比，广义的"滋阴派"有两个特征。

1. 在阴阳的关系上，一般持阴阳平衡观，不主张阳主阴从，反对"贵阳贱阴"的论调。为什么"滋阴派"学者不主张"贵阴贱阳"？我们认为：首先，在视"男尊女卑"为天经地义的社会里，势必不太可能会有人提出"贵阴贱阳"的论调，就算提出来，也会被主流社会认为异端邪说而加以排斥打击，无法流传。其次，《周易》作为六经之首，其阳尊阴卑，阳主阴从的观念已然深入人心。要一个医家公然提出与《周易》相反的论调，并获得认同，这似乎过于困难。第三，作为医家根本经典的《内经》和《伤寒论》，皆主张"阴平阳秘""阴阳平衡""阴阳自和"为平人，此为医家不易之心法。倘若主张"贵阴贱阳"，则势必与《内经》《伤寒论》相悖。

2. 与扶阳派相比，其论病多主火、热、阴虚、湿热等，用药则善用清热、寒凉、淡渗及滋阴之药。这个特征，我们后面将详细讨论。

在唐宋之前，可以说并没有滋阴派。至金·刘河间出，倡"六气皆从火化""六欲七情皆能化火"之论，善用寒凉之药；其后朱丹溪宗之，创立

"相火论""阳常有余阴常不足论"等，而善用滋阴。至此滋阴一脉，巍然成立，至明朝而大盛。迨至清代，温病学派勃兴，叶天士、薛生白、吴鞠通、王孟英等皆医中之佼佼者。温病诸师多以善用寒凉滋阴药见长。此为滋阴一脉之大致情况。以下分论。

二、略论《连山易》《归藏易》不"贵阳贱阴"

在本章第一节中，我们讨论过《周易》中存在明显的阳主阴从、贵阳贱阴思想。这一点，为扶阳派学者所称引。然而，却鲜有学者意识到，上古三易，除《周易》外，还有《归藏易》和《连山易》，此二者皆不主扶阳。

《归藏易》是黄帝易，而《连山易》则是伏羲易。据《周礼》记载："太仆掌三易之法，一曰连山，二曰归藏，三曰周易。其经卦皆八，其别皆六十有四。"郑玄注曰："名曰连山，似山出内气也。归藏者，万物莫不归而藏于其中。杜子春云，连山虑戏，归藏黄帝。"① 这个说法从《周礼》开始，历代相传，很少有人怀疑。近代以来，随着史学界疑古思潮的兴起，部分学者开始对上古三易的问题产生了怀疑。在相当长的一段时间里，学术界对《归藏易》的真伪问题，意见不一。1994 年，王家台秦简《归藏》的出土，证实了《归藏易》的真实性②。

《归藏易》有三个重要的特征。

第一，"《归藏》首坤"。我们知道，《周易》六十四卦，是以乾卦打头的，乾为天，为阳。阳主动，天行健，故《周易》有明显的"贵阳贱阴"倾向。《归藏易》则以坤卦打头，坤为地，为阴，地主包容，主藏物，所以说

①　唐·孔颖达等. 周礼注疏［M］//十三经注疏. 上海：上海古籍出版社，1997：802 - 803.

②　王立洲.《归藏》在汉、魏两代的文化史意义［J］. 古典文献研究（第十二辑），2009.

"归藏者，万物莫不归而藏于其中"。很明显，相对《周易》的重阳思想，《归藏易》有明显的重阴倾向。或者，退一步说，我们至少可以认为，《归藏易》易不主扶阳。

第二，"不变为占"。所谓以"不变为占"，是以不变爻的爻辞来判断吉凶。贾公彦言："筮时《连山》《归藏》《周易》亦三易并用。夏、殷以不变为占，《周易》以变者为占，亦三人各占一易。卜筮皆三占从二，三者三吉为大吉，一凶为小吉，三凶为大凶，一吉为小凶。"① 《归藏易》首坤，又以"不变为占"，阳主动，阴主静，其崇阴主静之意更显。另外，《老子》"重为轻根，静为躁君"之论，可谓是《归藏易》以"不变为占"原因的最佳诠释。

第三，"《归藏》黄帝"。也就是说，《归藏易》是黄帝学派的易学。我们很容易联想到，黄为土色，黄帝以土德王，土即是坤，土生万物，主藏，主静，成始成终。黄老道家以黄帝为始祖，其教以致虚守静、清静无为、谦退守柔为要义。老子论道，而曰"上善若水"，以其处下不争，随方就圆；曰"知其白，守其黑；知其雄，守其雌"，曰"重为轻根，静为躁君"，曰"致虚极，守静笃"，曰"清净为天下正"，又曰："我有三宝，持而保之：一曰慈，二曰俭，三曰不敢为天下先。"凡此种种，皆以谦退守柔、致虚守静为第一要义。故老子虽不言《易》，而《归藏易》之精神，毕现于其中矣。司马谈《论六家要旨》云："道家无为，又曰无不为，其实易行，其辞难知。其术以虚无为本，以因循为用。无成执，无常形，故能究万物之情。不为物先，不为物后，故能为万物主。"② 不难发现，"以虚无为本，以因循为用，无成执，无常形"，都是坤卦最明显的德行。土生万物，又能杀藏万物，"不为物先，不为物后，故能为万物主"。

---

① 唐·孔颖达等. 仪礼注疏［M］//十三经注疏. 上海：上海古籍出版社，1997：946.
② 汉·司马迁. 史记（十）［M］. 北京：中华书局，1965：3292.

综合以上三条，不难发现《归藏易》重阴、重地道，与《周易》崇阳、重天道的思想，刚好形成鲜明的对比。

关于《连山易》，历代相传的认识一般是"连山首艮""以不变为占""连山虚戏"。《连山易》世无传本，近年贵州水族地区发现一部密传古本《连山易》，用水族文字写成，经专家学者考证，当属《连山易》无疑①。此古本《连山易》证实了"连山首艮""以不变为占"这两个特点。"艮"为山，为止，故为阴；"以不变为占"则与《归藏易》一致，以静为主爻。而且我们知道，坤为土，艮亦为土。土居中主静，化生万物，故《连山易》《归藏易》关系极为密切。从这两点看，说《连山易》中无崇阳思想，应该是可以确定的。

到此为止，不难见出，说《易经》贵阳贱阴，可谓是"但知其一、未知其二"的偏见。

三、略论《黄帝内经》不主扶阳

如前所论，扶阳派学者一般认为，《内经》强调阳气的主导作用。而对《内经》引用最多的则是如下几句话。

1. "阳气者，若天与日，失其所则折寿而不彰，故天运当以日光明。是故阳因而上，卫外者也。"（《素问·生气通天论》）

2. "凡阴阳之要，阳秘乃固。"（《素问·生气通天论》）

3. "心者君主之官也""主明则下安，以此养生则寿，殁世不殆，以为天下则大昌。主不明则十二官危，使道闭塞而不通，形乃大伤，以此养生则殃，以为天下者，其宗大危。"（《素问·灵兰秘典论》）

然细察原文，并无明显的"扶阳"或者"崇阳"之意。

① 阳国胜，陈东明，姚炳烈. 水书《连山易》真伪考 [J]. 贵州大学学报（社会科学版），2008（5）49－55.

先看第一句。王冰注曰："此明前阳气之用也，谕人之有阳，若天之有日。天失其所，则日不明。人失其所，则阳不固。日不明则天境暝昧，阳不固则人寿夭折。"又曰："言人之生固，宜藉其阳气也。"又曰："此所以明阳气运行之部分，辅卫人身之正用也。"① 平心而论，《内经》这句话确实讲了人体中阳气的重要性。以天上的太阳来比喻人体的阳气，这确实再恰当不过了。但阳虽然重要，并不意味着阴不重要，也不意味着阳气可恣意妄为。所以《内经》强调，阳气要安于其位，不可自过其度，失其本位，"失其所则折寿而不彰"。阳气的作用是什么呢？是"阳因而上，卫外者也"。阳之卫外，是与阴之藏精相对而言的。故在同一篇中，《内经》强调"阴者，藏精而起亟也；阳者，卫外而为固也"。两者相依，不可偏废。如果再类比一下，我们知道，太阳系里有九大行星，天、日大家都有，却唯有地球有生命，为什么？因为只有地球上有水，而且与太阳距离适当。很显然，如果没有大地的承载，没有水的涵养，虽有天、日，生命亦无由发生。

再看第二句。我们把《内经》的上下文找出来，原文载："凡阴阳之要，阳密乃固。两者不和，若春无秋，若冬无夏，因而和之，是谓圣度。故阳强不能密，阴气乃绝，阴平阳秘，精神乃治，阴阳离决，精气乃绝。"很显然，说这句话有"扶阳""崇阳"思想，显然是断章取义了。

再看第三句。一些扶阳派学者认为，这里把心当作"君主"之官，"主明则下安"，"主不明则十二官危"，当然心是最重要的，五行中心属火，火为阳，据此则人身中阳气更为重要。这个看起来很难反驳，所以连明确反对扶阳派学者"贵阳贱阴"论调的名医陆九芝②先生也不得不承认"《素问》惟

---

① 唐·王冰.重广补注黄帝内经素问［M］//王冰医学全书.北京：中国中医药出版社，2006：25.

② 陆懋修，字九芝，清代著名医家。元和（江苏吴县）人。初业儒，以文学著名。家中世代知医，中年以后，致力于医，博览群书，尤精《内经》、仲景之学。治病主宗仲景之方，常奏良效。撰《世补斋医书》33卷（1866年），对医家著述上的抄袭和医疗思想多所评述。

'灵兰秘典'篇'主明则下安，主不明则十二官危'数语，有贵阳贱阴之意"①。其实这不难反驳。众所周知，人体之中，脏为阴，腑为阳，人体肾为先天之本，脾为后天之本，心为"君主之官"，肺为"相傅之官"，肝为"将军之官"（见《素问·灵兰秘典论》），可以说是人体中最重要的器官，难道五脏居然没有小肠（受盛之官）、大肠（传导之官）、膀胱（州都之官）之类的腑来得重要吗？很明显，说《内经》有"贵阳贱阴"倾向，实在是扶阳派学者一厢情愿的看法。

另外，有学者认为，《素问·上古天真论》讲男子八八、女子七七的生理周期，突出了肾气在人体中的重要性，"而此中所言'肾气'即是指肾阳而言，也就是说人之生长发育乃至衰老整个过程，是由于肾中阳气盛衰变动而主导的结果"②。我们认为，把肾气等同于肾阳，显然是一种误解。从狭义上看，肾气与肾精相对，偏向于肾精的功能表现，正如闫志安先生指出的，《素问》此处的肾气，"就是肾精所化之气，全称为肾之精气，简称肾气。肾气是肾精的功能表现，肾精是肾气的物质基础"③。如果从广义上讲，肾气应该统摄肾精、肾气、肾阴、肾阳等概念。正如《灵枢·决气》所云："余闻人有精、气、津、液、血、脉，余意以为一气耳，今乃辨为六名。"精、气、津、液、血、脉，皆是一气化生，分之则六，合之则一，故《内经》常常把这六者都称之为气。无论从哪个角度看，都不可把肾气简单等同于肾阳。更何况，《内经》中根本就没有"肾阳"这个概念。

总之，遍观《内经》，我们找不到有充分的"扶阳""崇阳"依据。相反，《内经》反复强调阴阳平衡、阴平阳秘为人体健康的准绳。再看"火神"、"扶阳"相关的论文（最相关者，如论文邹澍宣、罗洋"《黄帝内经》

①　清·陆懋修. 陆懋修医学全书［M］. 北京：中国中医药出版社，1999（8）：79.
②　余天泰. 论扶阳学派理论基础与核心思想［J］. 中医药通报，2011（1）23–25.
③　闫志安. 肾精、肾气、肾阴、肾阳析［J］. 中国医药学报，2000（3）14–15.

之扶阳思想阐微"①、余天泰"《黄帝内经》重阳思想探讨"② 等），亦未见有人能从《内经》中找出比上述三条更加确实可靠的"扶阳"论据。

总结一下，为何《内经》不主扶阳？我们认为，这主要有两个原因：

1. 《内经》主要用的是《归藏易》。《内经》托名黄帝，称"岐黄之术"，虽非黄帝亲作，但在相当大程度上反映的是黄帝学派的思想。在上一小节中，我们论证过，《归藏易》是黄帝易，重阴、重地道，与《周易》崇阳、重天道的思想，形成鲜明的对比。

2. 《内经》渊源于黄老道家。黄老道家以黄帝为始祖，其教以致虚守静、清静无为为要义，最重养生延年、丹药服食、导引按跷及神仙之术。《黄帝内经》与之一脉相承，故其开篇即是《上古天真论》，论真人、至人、圣人、贤人之境界，而以"法于阴阳，和于术数，食饮有节，起居有常，不妄作劳"，"恬惔虚无，真气从之，精神内守，病安从来"为养生延年的根本大法；以"提挈天地，把握阴阳，呼吸精气，独立守神，肌肉若一，故能寿敝天地，无有终时"为理想境界。而一切医学之宗旨，亦不外养生延年这个目标。自古医家治病，最重脾（土）肾（水）（"肾为先天之本""脾为后天之本"），而水、土两者在五行中皆为阴。

综上所述，就不难理解《黄帝内经》中为什么不像《周易》那样存在明显的"贵阳贱阴"倾向了。

四、略论刘完素的"泻火"思想和阴阳观

刘完素（约 1100—1200 年），字守真，别号宗真子、通玄子，河北河间

---

① 邹澍宣，罗洋.《黄帝内经》之扶阳思想阐微［J］. 天津中医药大学学报，2012（1）：5－6.

② 余天泰.《黄帝内经》重阳思想探讨［J］. 2011 首届国际扶阳论坛暨第四届全国扶阳论坛论文集，2011：14－16.

县人，故被后人尊称为"河间先生"。刘氏生平著作甚多，学术界一般以《素问玄机原病式》《素问病机气宜保命集》和《黄帝素问宣明论方》为其代表作。

刘氏取法于《内经》，论病首重阴阳，倡言"六气皆从火化"，"五志过极皆从火化"等论，善用寒凉之药以治温热之病，一扫唐宋以来医家好用温燥的医风，公认为中医"寒凉学派"开山之祖。其后，"金元四大家"之中，张子和与朱丹溪，皆取法于刘氏，而各有建树。清代温病诸师，亦取法于刘河间、朱丹溪二家。故学术界一般认为河间先生是为温病学派之奠基人。刘氏可谓是中医史上最具创新精神的医家。他曾说："若专执旧本，以为往古圣贤之书，而不可改易者，信则信矣，终未免泥于一隅。"① 刘氏建树众多，本文仅重点讨论其阴阳相关的内容。今分论如下。

（一）论刘氏论病首重阴阳

刘氏论病，首重阴阳。他认为"医者，唯以别阴阳虚实，最为枢要"，又说"大凡明病，阴阳虚实，无越此法"②。在《黄帝内经宣明论方》中，刘氏也反复强调："凡诸疾病，皆有阴阳寒热，宜推详之。"在《素问病机气宜保命集》中，刘氏有"阴阳论"一文，取法于《内经》《周易》，专论阴阳，其说平允，无偏阴偏阳之弊，可以为后世法。

（二）论刘氏主阴阳平衡，不"贵阴贱阳"

刘氏精研《内经》，其论阴阳，亦本《内经》之阴阳平衡观，不取《周易》"贵阳贱阴"之说。在《素问病机气宜保命集·阴阳论第四》中，刘氏特别指出："《系辞》云：一阴一阳之谓道。老子曰：万物负阴而抱阳。故偏阴偏阳谓之疾。……岂偏枯而为道哉。"在《素问玄机原病式·六气为病·

① 金·刘完素. 素问玄机原病式［M］// 宋乃光. 刘完素医学全书. 北京：中国中医药出版社，2006：83.

② 同上，第84页。

火类》条下，他指出："水火之阴阳，心肾之寒热，荣卫之盛衰，犹权衡也，一上则必一下。是故高者抑之，下者举之，此平治之道也。"① 又说："大凡治病必求所在，病在上者治其上，病在下者治其下。中外脏腑经络皆然。病气热则除其热，寒则退其寒，六气同法。泻实补虚，除邪养正，平则守常，医之道也。"② 总之，刘氏主张，治病之道，当泻实补虚，以平为期。

对于当时流行的以艾灸、丹药及辛温助阳药物以养生的偏见，刘氏指出："《西山记》曰：饵之金石，当有速亡之患；《内经》言：石药发癫狂，热甚之所生也。或欲以温药平补者，《经》言：积温成热，则变生热疾。故药物不可妄服也。夫养真气之法，饮食有节，起居有常，不妄作劳，无令损害，阴阳和平，自有益矣。《仙经》虽有服饵之说，非其人不可也。况乎剂于气味平和无毒之物，但以调其气尔！"③ 要之，无论养生还是治病，刘氏皆反对滥用温热药物，一切以阴阳平和为归依。

表面上看，刘氏书中经常有"贵水贱火"的论断。比如："夫水数一，道近而善；火数二，道远而恶。水者，内清明而外不彰，器之方圆，物之气味，五臭五色，从而不违，静顺信平，润下而善利万物，涤洗浊秽，以为清静，故上善若水；水火相反，则下愚如火也。火者，外明耀而内烦浊，燔炳万物，为赤为热，为苦为焦，以从其己，燥乱参差，炎上而烈，害万物，熏燎鲜明，以为昏昧。水生于金，而复润母燥；火生于木，而反害母形。故《易》曰：'润万物者，莫润乎水。'又言：'离火为戈兵。'故火上有水制之，则为既济；水在火下，不能制火，为未济也。是知水善火恶。"④ 然仔细推敲刘氏之意，仍以调和阴阳、"水火既济"为要，并非徒以泻火滋阴为能事。

---

① 金·刘完素.素问玄机原病式［M］//宋乃光.刘完素医学全书.北京：中国中医药出版社，2006：99.

② 同上，第100页。

③ 同上，第101页。

④ 同上，第99页。

（三）论刘氏"五志过极，皆能化火；六欲七情，皆能化火"说

刘氏指出，五志过极，皆能化火，"五脏之志者，怒、喜、悲、思、恐也（悲，一作忧）。若志过度则劳，劳则伤本脏。凡五志所伤皆热也"。六欲七情，亦能化火，"如六欲者，眼、耳、鼻、舌、身、意也。七情者，喜、怒、哀、惧、爱、恶、欲（一作好、爱、恶）。情之所伤，则皆属火热。所谓阳动阴静。故形神劳则躁不宁，静则清平也。是故上善若水，下愚如火。先圣曰：六欲七情，为道之患。属火故也"①。客观地讲，五志皆主于心、七情六欲亦由心生，心为火，心动则火起。刘氏之说，盖道家致虚守静、清静无为之要义，与《黄帝内经》"恬惔虚无，真气从之，精神内守，病安从来"之心法一脉相承。

（四）论刘氏论病重五运六气，倡六气多从火化说

刘氏精研《内经》，尤重五运六气学说。刘氏认为："《易》教体乎五行八卦，儒教存乎三纲五常，医教要乎五运六气，其门三，其道一，故相须以用而无相失，盖本教一而已矣。"又说："故《经》曰：'夫五运阴阳者，天地之道也，万物之纲纪，变化之父母，生杀之本始，神明之府也。'可不通乎？……又云：'不知年之所加，气之兴衰，虚实之所起，不可以为工矣。'由是观之，则不知运气而求医无失者，鲜矣！"②刘氏把五运六气之重要性，放到和儒教三纲五常、《易》教五行八卦同等重要的位置，并强调"不知运气而求医无失者，鲜矣"可谓极矣。

刘氏创造性地运用五运主病和六气为病作为医学之纲目，类分疾病，以及推演疾病发生发展的机理，详推"病机十九条"，并补充了燥病病机，提出"诸涩枯涸，干劲皴揭，皆属于燥"的观点。刘氏的这个创建，意义重

---

① 金·刘完素. 素问玄机原病式［M］//宋乃光. 刘完素医学全书. 北京：中国中医药出版社，2006：97.

② 同上，第87页

大。对此，孟庆云先生指出，在刘氏之前，临床诊治主要有两种思维范式：一种是《内经》的"整体——唯象"范式，这种范式具有预构特征。另一种是《伤寒论》的"经验——个例"范式，这种范式，具有实用性和精确性的特点。其要点是"有是证，用是方"。刘氏首创"理论——机要"的论治范式。这就从"方证对应"的思维，发展为从病机入手论治疾病。这种论治的思维方式，不仅河间学派的弟子们采用，与其争鸣的易水学派也同样采用，成为金元医学和以前医学分野的标志，也是"医之门户分于金元"之变革的重要标志之一①。

刘氏生活于宋金对峙、战争频仍、社会剧烈动荡的时代。所谓"大军过后，必有凶年"，战争、饥馑、瘟疫和各种疾病是他亲眼目睹和直接感受到的社会问题。当时热病流行，沿用唐宋以来对治伤寒的温热辛燥之法效果不佳，故打破常规，进行理论革新势在必行。对此，刘氏指出"若专执旧本，以为往古圣贤之书，而不可改易者，信则信矣，终未免泥于一隅"②。医者当因时、因地、因病制宜，"此一时彼一时，奈五运六气有所更，世态居民有所变，天以常火，人以常动，动则属阳，静则属阴，内外皆扰，故不可峻用辛温大热之剂，纵获一效，其祸数作。岂晓辛凉之剂，以葱白盐豉，大能开发郁结，不惟中病令汗而愈，免致辛热之药，攻表不中，其病转甚"③。在精研《内经》《伤寒论》的基础上，刘氏发挥《内经》"气化"和"亢害承制"的理论，提出"六气皆能化火"的主张，即强调风、湿、燥、寒诸气皆能生热化火，也可由热而生。从而突出了火热在病机变化中所起的作用。另一方面，他把病机十九条原文中六气引起的证候，由 21 种扩大为 81 种，而其中因火

---

① 孟庆云. 刘完素医学思想研究 [J]. 江西中医学院学报，2010 (3)：1–7.
② 金·刘完素. 素问玄机原病式 [M] // 宋乃光. 刘完素医学全书. 北京：中国中医药出版社，2006：83.
③ 同上，第 119 页.

热引起者占 56 种，这样把火热证候所占的比例由原来的 21% 提高到 81%。这样就形成了他在病机上以火立论的特色，刘氏被后人尊为寒凉派开山，亦主要因为这个原因①。

（五）论刘氏对亢害承制理论的发挥

亢害承制理论，出自《素问·六微旨大论》"亢则害，承乃制，制则生化，外列盛衰，害则败乱，生化大病"。所谓"承"，用《素问》的话讲，就是"相火之下，水气承之；水位之下，土气承之；土位之下，风气承之；风位之下，金气承之；金位之下，火气承之；君火之下，阴精承之"。

对此王冰解释道："热盛水承，条蔓柔弱，凑润衍溢，水象可见。""寒甚物坚，水冰流涸，土象斯见。""疾风之后，时雨乃零，是则湿为风吹化而为雨。""风动气清，万物皆燥，金承木下，其象昭然。""锻金生热，则火流金，乘火之上，理无妄也。""君火之位，大热不行，盖为阴精制承其下也。诸以所胜之气，乘于下者，皆折其摽盛，此天地造化之大体尔。"

简单来讲，五行之中，任何一行皆有"克我"和"我克"之行，某行偏胜，则乘其"我克"之行，这就是"亢则害"，而随着时势的转移，"克我"之行必乘其弊而起，进行报复，这就是"承乃制"。所以五行之中，有胜则有负，一定之理。正是通过这种方式，五行系统得以维持一个动态的平衡。

综上所述，刘氏论病，首重阴阳，并且处处强调阴阳平衡，并无偏阴偏阳之弊。刘氏发挥《内经》运气学说和病机学说，倡言六气多从火化。另外，刘氏提出五志过极，皆能化火；六欲七情，皆能化火说。有鉴于此，刘氏治外感内伤，善用寒凉之药，被后代誉为"寒凉学派"开山。金元四家之中，张子和、朱丹溪二家，皆承其学，而各有创建。清代温病诸师，亦多取法于刘河间、朱丹溪，故学术界一般认为河间先生是为温病学派之奠基人。

---

① 刘公望.《内经》与金元四家学说［J］.浙江中医学院学报，1981（4）：13－15.

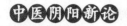

张子和曾评价说："千古之下，得仲景之旨，刘河间一人而已。"① 吴鞠通也说："惟金元刘河间守真氏者，独知热病，超出诸家，所著《六书》，分三焦论治，而不墨守六经，庶几幽室一灯，中流一柱。"（见《温病条辨》序）二家为医中之佼佼者，而对刘河间推崇若是，非虚誉也。

五、略论朱丹溪的"滋阴"思想和阴阳观

朱丹溪（1281—1358），字彦修，名震亨，婺州义乌人，因世居丹溪，后人尊称为"丹溪翁"。朱丹溪生平著作有《格致余论》《局方发挥》《本草衍义补遗》《伤寒辨疑》《外科精要新论》等，现存者有《格致余论》《局方发挥》和《本草衍义补遗》。其余著作如《金匮钩玄》《丹溪心法》《脉因症治》等或系门人所辑，或为托名之作。

朱丹溪是刘河间的三传弟子，其师为罗知悌，罗知悌师从于荆山浮图，荆山浮图为刘河间亲传弟子。朱丹溪先生继承刘河间的学说，并进行了发展，被后世誉为滋阴学派开山之祖。其在《格致余论》中提出"阳有余阴不足论""相火论"等，指出人身相火易动、阴血难成易亏，并系统论述了火病治法，开中医滋阴一脉。

不过，也有不少学者对朱丹溪是否属"滋阴派"持不同意见。关于朱丹溪是否属"滋阴"派的问题，在20世纪80年代，学术界曾发生过一次大论辩，相关论文俱在。陈世繁的硕士论文《朱丹溪临床经验与用药特色研究》中对其进行了较系统的梳理，有兴趣的朋友可以阅读，兹不赘论。

我们认为，之所以产生朱丹溪先生是否属"滋阴派"的争议，关键在于学术界对滋阴派的认识不够清晰。我们前面说过，"滋阴"学派并不"贵阴贱阳"，治病也不专主滋阴，而以阴阳平衡为治，故大凡"滋阴"派的学者，

---

① 金·张子和. 儒门事亲 [M]. 北京：人民卫生出版社，2005：48.

一般都不会认为自己是"滋阴"派。只有与"扶阳派"相比较的时候，"滋阴派"的特征才会明显表现出来。

朱丹溪为"金元四大家"中最为杰出的代表，门人及私淑者甚众。其嫡传弟子中，以戴思恭、王履、刘纯等最为杰出。私淑者代不乏人，而有明一代最为鼎盛。其中佼佼者如徐彦纯、程充、高叔宗、黄济之、孙一奎、王纶、卢和、汪机、虞抟、方广、沈应旸等①。朱丹溪及其后学的学术思想对其后的中医学有巨大的影响，相关研究甚夥。本文仅讨论朱丹溪先生在阴阳方面的主要观点与学术贡献。

（一）阳有余阴不足论

朱丹溪生于元朝鼎盛时期，上流社会荒淫腐化，好服食金石温热之药，以为纵欲之资。而医界则受《局方》和社会风气的影响，亦偏于温燥②。有见于此，朱丹溪提出"阳有余阴不足论"，以矫其弊。朱丹溪主要从如下四个方面论证其观点③。

1. 以天大地小、天包地外类比人体阳气多而阴气少。"人受天地之气以生。天之阳气为气，地之阴气为血，故气常有余，血常不足。何以言之？天地为万物父母，天大也，为阳，而运于地之外；地居天之中，为阴，天之大气举之。"

2. 以日月盈亏类比人体阳气有余，而阴血难成易亏之理。"日实也，亦属阳，而运于月之外；月缺也，属阴，禀日之光以为明者也。人身之阴气，其消长视月之盈缺。故人之生也，男子十六岁而精通，女子十四岁而经行。是有形之后，犹有待于乳哺水谷以养，阴气始成，而可与阳气为配，以能成

---

① 刘玉玮. 明代丹溪学派考 ［J］. 中华医史杂志，2001，7（31）：165 – 170.

② 田思胜，高巧林，刘建青. 朱丹溪医学思想研究 ［M］// 朱丹溪医学全书. 北京：中国中医药出版社，2006：547 – 548.

③ 田思胜，高巧林，刘建青. 朱丹溪医学思想研究 ［M］// 朱丹溪医学全书. 北京：中国中医药出版社，2006：7.

人，而为人之父母。古人必近三十、二十，而后嫁娶，可见阴气之难于成，而古人之善于摄养也。"

3. 人之情欲无涯，化火伤阴，故精气难成而易失。"主闭藏者，肾也。司疏泄者，肝也。二脏皆有相火，而其系上属于心。心，君火也，为物所感，则易动。心动则相火亦动，动则精自走。相火翕然而起，虽不交会，亦暗流而疏泄矣。""人之情欲无涯，此难成易亏之阴气，若之何而可以供给也？"

4. 引《内经》相关条文，以证阳有余阴不足。比如以《内经》"阳道实，阴道虚"之论，证明人身阳有余阴不足。"《经》曰：阳者天气也，主外；阴者，地气也，主内，故阳道实，阴道虚。又曰：至阴虚，天气绝。至阳盛，地气不足。观虚与盛之所在，非吾之过论。"另外，朱丹溪书中还经常引《内经》"一水不胜二火"之说，来论证人身水少火多，阴液易耗之理。

观朱丹溪之论，处处以人之阴精为虑，意在补阴以配阳，以求"阴平阳秘"，非"贵阴贱阳"也。

（二）相火论

朱丹溪的"相火论"，是与其"阳有余阴不足论"相辅相成的。其要点有三。

1. 辨君相二火之名。朱丹溪明确区分了君火和相火。他指出，五行各一，惟火有二，"曰君火，人火也；曰相火，天火也"，"以名而言，形气相生，配于五行，故谓之君。以位而言，生于虚无，守位禀命，因其动而可见，说谓之相"。相火寄于肾肝，"见于天者，出于龙雷，则木之气。出于海，则水之气也。具于人者，寄于肝肾二部，肝属木而肾属水也"。简言之，朱丹溪认为相火即下焦肝肾之火；君火即五行之火，属心。

2. 论相火之功用。朱丹溪指出，人之生，恒于动，而动力出乎相火。"火内阴而外阳，主乎动者也。故凡动皆属火。天主生物，故恒于动。人有此生，亦恒于动。其所以恒于动，皆相火之为也。""彼五火之动皆中节，相火惟有裨补造化，以为生生不息之运用耳。"这是相火在正常情况下的功用。

3. 论相火有易动之弊，宜静宜潜。朱丹溪认为，人心受物欲之感，则相火妄动而为病。"有知之后，五者之性，为物所感，不能不动，谓之动者，即《内经》五火也。相火易起，五性厥阳之火相扇，则妄动矣。火起于妄，变化莫测，无时不有，煎熬真阴，阴虚则病，阴绝则死。"故相火宜静宜潜，所谓"雷非伏、龙非蛰、海非附于地，则不能鸣、不能飞、不能波也。鸣也、飞也、波也，动而为火者也"。怎么样才能让相火伏藏而不妄动呢？朱丹溪认为，这需要修身养性功夫，让"人心听命乎道心，而又能主之以静，彼五火之动皆中节，相火惟有裨补造化，以为生生不息之运用耳"。此处"五性厥阳之火"，指的是五情（怒、喜、思、悲、恐）之感，所化之火。在《局方发挥》中，朱丹溪说："相火之外，又有脏腑厥阳之火。五志之动，各有火起。相火者，此《经》所谓'一水不胜二火'之火，出于天造；厥阳者，此《经》所谓'一水不胜五火'之火，出于人欲。"显然，从朱丹溪之论看，"五性厥阳之火"并非相火，但却能以类相感，煽动相火。

很明显，朱丹溪对相火的态度，一方面承认其对人体正常生理的必要性，"人有此生，亦恒于动。其所以恒于动，皆相火之为也"。另一方面，主张对其限制，戒其妄动。朱丹溪对相火的态度，明显受到宋元理学思想的影响，完全符合理学家对待欲望的态度，一方面认可适度的"人欲"，另一方面主张限制"人欲"，做到"动而中节"。

除了心性修养功夫之外，也可借助药物来调理相火偏胜及相火妄动之病。其法后面再论。

（三）论人身火热病多，阴寒病少

基于人身"阳常有余，阴常不足"的观点，以及五行各一，惟火有二；五脏又各有火，五情过激，皆发为火等认识，朱丹溪认为人身火热病多，阴寒病少。如《局方发挥》中，朱丹溪指出："五脏各有火，五志激之，其火随起，若诸寒为病，必须身犯寒气，口得寒物乃为病寒，非若诸火，病自内作，所以气之病寒者，十无一二。"① 又说："相火之外，又有脏腑厥阳之火。五志之动，各有火起。相火者，此《经》所谓'一水不胜二火'之火，出于天造；厥阳者，此《经》所谓'一水不胜五火'之火，出于人欲。气之升也，随火炎上升而不降，孰能御之？今人欲借丹剂之重坠而降之，气郁为湿痰，丹性热燥，湿痰被劫，亦为暂开，所以清快，丹药之法，偏助狂火，阴血愈耗，其升愈甚，俗人喜温，迷而不返，被此祸者，滔滔皆是。"② 总之，朱丹溪认为，人身以火病居多，当慎用温燥。

朱丹溪治火病法。在《丹溪心法》卷一中，朱丹溪先生对火病的治疗给出了系统的总结。其要点如下③。

1. 火病有虚火，有实火，其治法不同。

治虚火法："火，阴虚火动难治。""虚火可补，小便降火极速。""有补阴即火自降，炒黄柏、生地黄之类。""阴虚证本难治，用四物汤加炒黄柏，降火补阴。龟甲补阴，乃阴中之至阴也。四物加白马胫骨，降阴中火，可代黄连、黄芩。""黄连、黄芩、栀子、大黄、黄柏降火，非阴中之火不可用。"

治实火法："实火可泻，黄连解毒之类。""火急甚重者，必缓之以生甘草，兼泻兼缓，人参白术亦可。""凡火盛者，不可骤用凉药，必兼温散。"

2. 火病当辨经络、明属性、分轻重。"气从左边起者，乃肝火也；气从脐下起者，乃阴火也；气从脚起入腹如火者，乃虚之极也。盖火起于九泉之下，多死。（一法）用附子末，津调，塞涌泉穴，以四物汤加降火药服之，妙。""生甘草缓火邪；木通下行，泻小肠火；人中白泻肝火，须风露中二三

---

① 田思胜，高巧林，刘建青. 朱丹溪医学思想研究 ［M］//朱丹溪医学全书. 北京：中国中医药出版社，2006：37.

② 同上，第 37 页。

③ 同上，第 98 页。

年者；人中黄大凉，治疫病须多年者佳。"

3. 火郁可发。 "火郁当发"，"可发有二，风寒外来者可发，郁者可发"。

4. 须视邪正虚实而治宜。 "人壮气实火盛癫狂者，可用正治，或硝黄冰水之类；人虚火盛狂者，以生姜汤与之，若投冰水正治，立死。" "中气不足者，味用甘寒，山栀子仁大能降火从小便泄去，其性能屈曲下降，人所不知，亦治痞块中火邪。"

总之，朱丹溪在火病的治法上，给出了较为全面的治疗原则和具体用药措施，一直为后世所尊用。

（四）朱丹溪的阴阳观和治病求本论

朱丹溪是临床实干家，他很少空谈阴阳的道理，而必求阴阳之实指。换言之，朱丹溪极少论"抽象阴阳"，而谈的都是"具体阴阳"。在《局方发挥》中，朱丹溪有一段议论，极为精彩，今录之于下：

"阴阳二字，固以对待而言，所指无定在，或言寒热，或言血气，或言脏腑，或言表里，或言动静，或言虚实，或言清浊，或言奇偶，或言上下，或言正邪，或言生杀，或言左右。求其立言之意，当是阴鬼之邪耳，阴鬼为邪，自当作邪鬼治之。"①

在这里，朱丹溪指出，阴阳是"以对待而言，所指无定在"，任何事物，都可以用阴阳来表示，但阴阳又什么都不是。所以必须分清，各个地方说"具体阴阳"什么？到底是寒热，还是血气，还是脏腑，还是表里，还是动静，还是虚实，还是清浊等，总之要搞清"其立言之意"，不可蒙混。

朱丹溪还有一篇重要的论文叫"治病必求其本论"，紧接在"阳有余阴不足论"后。这是朱丹溪《格致余论》的第二篇，可谓是朱丹溪最重要的心

---

① 田思胜，高巧林，刘建青．朱丹溪医学思想研究［M］//朱丹溪医学全书．北京：中国中医药出版社，2006：38．

法之一。很可惜，这篇文章至今没有受到应有的重视。朱丹溪指出："病之有本，犹草之有根也。去叶不去根，草犹在也。治病犹去草。病在脏而治腑，病在表而攻里，非惟戕贼胃气，抑且资助病邪，医云乎哉！"① 接着，朱丹溪举了三个脉象相似和治法迥异的案例，最后总结说："彼三人者，俱是涩脉，或弦或不弦，而治法迥别。不求其本，何以议药？"

凡有一定中医修养的人，大概都知道《内经》这句话："阴阳者，天地之道也，万物之纲纪，变化之父母，生杀之本始，神明之府也，治病必求于本。"（《素问·阴阳应象大论》）所以一般而言，中医说"治病必求于本"，都是说要本于阴阳。可是，在这篇文章里，朱丹溪却一点都没有提阴阳。为什么朱丹溪不强调治病要本于阴阳呢？我们认为，这正是朱丹溪学说的精华之一：不空谈阴阳，而是归结于具体的致病因素。我们知道，朱丹溪最擅长于杂病（所谓"外感法仲景，内伤法东垣，热病宗河间，杂病宗丹溪"），而朱丹溪治杂病之法，多从气、血、痰、郁四方面论治，其辨证理论，后人称之为"四伤学说"。明·王纶云："四法者，祛病用药之大要也。"清·陈修园也说："丹溪出，罕与俦，阴宜补，阳勿浮，杂病法，四字求。"其中"阴宜补，阳勿浮"可以说是朱丹溪调节阴阳的心法。而"杂病法，四字求"，就是朱丹溪治疗杂病的四字真言：气、血、痰、郁。再结合上面朱丹溪对于阴阳的论述，不难推出，朱丹溪并非不谈阴阳，而是始终在谈"具体阴阳"，也正因为如此，朱丹溪论治杂病才能落到实处，这也就是朱丹溪"治病必求其本论"的真意所在。

综上所论，不难见出，朱丹溪之学，与刘河间一脉相承，而又有其创建。然二家皆重阴阳之平衡，或泻其有余，或补其不足，其根本精神都是一致的。后人谓之"热病宗河间，杂病宗丹溪"者，以热病多外感之疾，其来也骤，

---

① 田思胜，高巧林，刘建青. 朱丹溪医学思想研究［M］//朱丹溪医学全书. 北京：中国中医药出版社，2006：7-8.

以邪实为主，利于速战，法宜攻邪，故多清解之方；而杂病多内伤虚损之病，其来也渐，以正虚为主，利用缓治，法宜养正，故多滋阴之剂。

六、略论清代温病诸师的阴阳观

温病学派是以研究外感温热病为中心的一个学术流派，其理论肇自《内经》，取法于《伤寒论》，而又与伤寒有明显差异。温病学派奠基于刘河间，而以叶天士《叶香岩外感温热篇》为形成的标志①。其后吴鞠通所著《温病条辨》，一般被认为是温病学派集大成之作，而王孟英《温热经纬》则被誉为温病学发展之高峰。温病是外感温热邪气，治疗上"只能作热治，不能从寒医"，须要处处固护阴液，故温病学派给人的感觉一般来说是崇尚阴柔、好用寒凉、用药清灵等。这其实是温病本身的需要，并非温病学诸大师一隅之偏。观温病学诸师医案，其中治温病者不少，而治杂病者更多，用药灵活，并非皆主于寒凉。今略考叶天士、吴鞠通、王孟英三家之阴阳观，分论于下。

（一）略论叶天士之阴阳观

叶天士的阴阳观，集中体现在《景岳全书发挥》中②。大致有如下方面：

---

① 刘景源．刘景远温病学讲稿［M］．北京：人民卫生出版社，2008：18.

② 按，《景岳全书发挥》，又名《景岳发挥》，刊行于1844年。该书是争议较大的提名为叶天士的著作。清人周学海等批判张景岳此书中滥用温补的语气及文风，认为此书属于伪托。近人中也有以叶氏医案中使用张景岳方为依据，认为此书应属伪书。但该书在《清史稿·叶桂传》中有载，被认定为叶氏著作。且王孟英《温热经纬》《归砚录》中均多次提及此书，推崇有加，并肯定其内容为叶氏思想。如《归砚录》卷三中，王氏指出："人身一小天地，肝为角木，震为雷，龙雷之火即肝火也。必肾阴虚者，肝阳始炽，致生龙雷上炎诸证。治宜壮水制火，设昧此义，而妄援引火归元之说，不啻抱火救薪矣。古书辨别不清，贻误非浅。惟叶天士先生《景岳发挥》、何西池先生《医碥》，发明最畅，学人所当究心也。"黄英志等所编《叶天士医学全书》亦认定此书为叶氏所著。我们认为，不论此书是否为叶氏后学所辑，单从学术思想上看，此书能够反映叶氏的观点，应属无疑。

1. 反对空谈先天阴阳理论，认为无补于临床。在《全书纪略》中，叶氏对《景岳全书》进行了总体评价，认为"此书独以先天水火阴阳、命门真阳立言，说得天花乱坠，敷衍成文，以炫人耳目，毫无实际工夫"[①]。王孟英《归砚录》中，也有类似的评价。而清代的另一著名医家陈修园亦说："张景岳出，专宗薛氏先天之旨，而先天中分出元阴、元阳，……用方不甚分别，惟以熟地黄一味，无方不有，无病不用。……以阴虚阳虚，铺张满纸，亦属浮泛套谈。"[②] 三家对张景岳先天阴阳之观点，如出一辙。

在《阴阳篇》中，张景岳云："人之阴阳。以气血脏腑为言，特后天有形之阴阳耳。若先天无形之阴阳，则阳曰元阳，阴曰元阴。今之人，多以后天劳欲贼及先天。"而叶氏驳之曰："若讲先天无形，惟有大气而已。形体尚无，焉得有病？惟成形之后，有欲而人病起矣。有生之后，即有人欲，故尔有病，圣王设医以疗之。若竟讲先天，毫无人欲，何必设医？若此之论，皆玄虚也，无关于治道。"[③]

如此之论，书中屡见。总之，叶氏认为，张景岳先天阴阳之说，皆玄虚之论，其实无关治病之道。

2. 反对张景岳"贵阳贱阴"之说。张景岳重阳之论，书中屡见。比如在《阴阳篇》中，张景岳云："天地阴阳之道，本贵和平，则气令调而万物生。然阳为生之本，阴实死之基。经云：阳杀阴藏。故道家曰：分阴未尽则不仙，分阳未尽则不死。凡欲保生重命者，尤当爱惜阳气。"叶氏驳之曰："既云阴阳和平而万物生，何故独重阳而轻阴？""圣王设医以疗民之疾苦，非谓成仙。"又说："经云：阴精所奉其人寿。阴阳互为根蒂，故经云：无阳则阴无

---

① 清·叶天士. 叶天士医学全书 [M]. 北京：中国中医药出版社，1999：729.

② 陈修园. 陈修园医学全书·医学从众录·虚劳 [M]. 北京：中国中医药出版社，1999：648－649.

③ 清·叶天士. 叶天士医学全书 [M]. 北京：中国中医药出版社，1999（8）：730.

以生，无阴则阳无以化。若无阴，则为孤阳而飞越矣。经云：阴在内，阳之守也。阳在外，阴之使也。阳化气，阴成形。若无阴，其阳气何所依附而运行乎？不通之论，业医者，不可执此见识以误人。"①

张景岳书中屡屡以刘河间、朱丹溪为医中魔道，对此，叶氏力辩其非。张景岳曾说："曩自刘河间出，以暑火立论，专用寒凉，伐此阳气，其害已甚。……朱丹溪复出，又立阴虚火动之论，制补阴、大补等丸，以知柏为君，寒凉之弊又复盛行。嗟乎！法高一尺，魔高一丈。若二子者，谓非轩岐之魔乎？"对此，叶氏指出："河间治病，未尝专用寒凉……何得捏未有之语，谤毁前贤？此轩岐之罪人也。丹溪治虚寒证，亦用热药，何得执补阴丸一方而毁之？近来吴门诸医俱用肉桂、附子、人参、地黄、紫河车、鹿茸等药以杀人，因见此书之论，故敢大胆用热药补之。彼景岳者，真轩岐之魔也。"② 平心而论，刘河间、朱丹溪为中医史上屈指可数的大家，贡献巨大，这是必须要肯定的。张景岳因个人偏见，反而毁谤前贤，是不妥当的。学术观点不同，可以讨论，不可以人身攻击。故张景岳訾刘河间、朱丹溪为魔故非；而叶氏斥张景岳为魔亦不可取。

张景岳后学，滥用温补误人之例，在叶氏《景岳发挥》中屡见。比如在《传忠录》下，叶氏以家藏《景岳全书》刻板的凌仪吉先生，误于张景岳温补之说，而致类中，为其治愈的案例，作为对景岳学说之批驳。其文曰："此书之板，藏于塘栖凌仪吉家，其人患类中之疾，误于此书之论，俱用热补之药，以致口角流涎，面色红亮，手足动摇，口出臭气，不能步履。余用二陈汤加黄连、石膏，清火豁痰，两月即能步履，神清气爽。……"③

总之，叶氏反对张景岳"贵阳贱阴"之论，应无疑问。

① 清·叶天士. 叶天士医学全书［M］. 北京：中国中医药出版社，1999（8）：730.

② 同上。

③ 同上，第729页。

3. 主阴阳平衡观。 叶氏是临床大家，为有清一代最负盛名的"国手"。其论阴阳，一主于平。如云："《经》云'阴精所奉其人寿'。阴阳互为根蒂，故《经》云：'无阳则阴无以生，无阴则阳无以化。'若无阴，则为孤阳而飞越矣。《经》云：'阴在内，阳之守也。阳在外，阴之使也''阳化气，阴成形。'若无阴，其阳气何所依附而运行乎？"又云："但讲扶阳而以温补为治，何以为神变化？若神化者，可清可温，可寒可热，可攻可补。用兵者，除祸乱，攻强暴，如灭蚩尤，诛少正卯，攻病邪之法也。"① 总之，阴阳之道，贵在平和，阴平阳秘，精神乃治，叶氏之论，可谓得《内经》心法，不偏不倚者也。

（二）略论吴鞠通之阴阳观

众所周知，吴鞠通为温病学派的大师之一。却很少有学者留意到，吴鞠通在阴阳关系上竟然是持"贵阳贱阴"论调的。吴鞠通的"贵阳贱阴"之论，主要集中在《医医病书》中。最要者有如下观点。

1. 阳大阴小论。 吴氏从三个方面论述其观点②：

（1）以《周易》阳大阴小之说为证。"泰卦谓小往大来，否卦曰大往小来。可见阳大阴小，不待辨而自明矣。"

（2）以天包地外，天大地小为证。"再观地球，阴也，地球之外皆阳也。地球较日轮犹小，试观日轮之在天下也，不及天万分之一，则天之大，为何如哉！天不如是之大，何以能包罗万象、化生万物哉！"

（3）以人身五脏为阴，此外皆属阳为证。"人亦天地之分也，内景五脏为地，外则天也；外形腹为阴，余皆阳也。"

基于以上论点，他总结说："阳不大，断不能生此身也，亦如天不极大，

① 清·叶天士.叶天士医学全书［M］.北京：中国中医药出版社，1999（8）：729.
② 清·吴鞠通撰，李刘坤主编.吴鞠通医学全书［M］.北京：中国中医药出版社，1999：153.

不能包地而化生万物也。是阳气本该大也，阴质本该小也。何云阳常有余、阴常不足，见痨病必与补阴，必使阳小阴大而后快于心哉？"

2. 阴常有余阳常不足论。 吴氏从五个方面论述了这个观点[①]：

（1）"一年三百六十日，除去夜分日光不照之阴一百八十日，昼分日光应照之阳实不足一百八十日也，盖有风云雨雪之蔽，非阳数较缺乎？一也。"吴氏以有阳光照射之白天为阳，其他时间为阴，故得出阳少阴多之结论。

（2）"人附地而生，去天远，去地近，湿系阴邪，二也。"《周易》以乾阳为天、坤为阴为地，乾为燥金，坤为湿土，吴氏此论，盖本于《周易》。

（3）"君子恒少，小人恒多，三也。"《周易》以阳为君子、阴为小人，吴氏此论，亦本于《周易》。

（4）"古来治世恒少，乱世恒多，四也。"按，论者多以乱世属火，纷纭扰乱，治世属水，宁静恬淡。吴氏此说，以治世为阳，乱世为阴，"贵阳贱阴"之意甚明。

（5）"在上位恒少，在下位恒多，五也。"上为阳，下为阴，上贵下贱，亦"贵阳贱阴"之意也。

基于以上五点，他总结说："三教圣人未有不贵阳贱阴者，亦未有不扶阳抑阴者，更未有不尊君父而卑臣子者。"

细读以上两篇，第一篇以自然界的常态是"阳大阴少"，第二篇却又以"阳少阴多"为自然界之常态，其抵牾处甚明。

总之，吴氏认为，自然界理想的状态就是阳多阴少，医者应该扶阳抑阴，以顺天道。

3. 论虚劳病多阳虚。 吴鞠通认为："虚劳一症，阳虚者多，阴虚者少。一则人身附地而生，阴自有余；二则人为倮虫，属土，赖火而生。至于一朝

---

① 清·吴鞠通撰，李刘坤主编. 吴鞠通医学全书 ［M］. 北京：中国中医药出版社，1999：153.

动作行为，皆伤中阳与卫阳也。惟热病之后、妇人产后，伤阴者十居八九。房劳则有伤阴，有伤阳，有伤八脉。八脉受伤，补之亦以督脉之阳为主。盖阳能统阴，阴不能统阳也。其他则伤阳居多，今人恣用补阴，爱用寒凉，伤阳益甚矣。"吴鞠通还援引社会常见的贵阳贱阴之语来为自己辩护道："古人云：阳不尽不死。又云：人非阳气不生活。试观卒中而死之人。死后肌肉一毫不减，阴虽充满，无补于生。"吴氏还指出，因为受丹溪学说的误导，"今人概用补阴，惑于阳常有余、阴常不足之论。自丹溪作俑，牢不可破，为害无穷，杀人无算，可胜叹哉"[①]！

客观地说，虚劳之病，有阴虚，也有阳虚，吴鞠通此论，对于矫正朱丹溪后学滥用滋阴之流弊，有补偏救弊之功。但若概言虚劳之病阳虚者多，滋阴误人，则后学必又偏于扶阳，而滥用温补以误人。

综上所述，吴氏在阴阳的关系上，是倾向于《周易》的"贵阳贱阴"论调的。虽然如此，这并无碍于他作为温病学大师的身份。这是因为，温病是外感温热邪气所致，治疗上"只能作热治，不能从寒医"。故温病学派虽然给人的感觉是崇尚阴柔、好用寒凉、用药清灵等，对吴鞠通而言，这其实是不得已的选择。他并不能因为其个人的"贵阳贱阴"倾向，就能创造出一套用温热药治疗温病的方法。这其实也从另一个角度证明温学派的正确性。不过很可惜，直到今天，许多推崇"扶阳"的学者，还在对温病学派持反对意见，以为是医中的邪魔外道。

（三）略论王孟英之阴阳观

王氏之阴阳观，大抵与叶氏同，也反对张景岳空谈真阴真阳，动辄用肉桂附子补阳、熟地黄养阴的做法，而处处以阴阳平和为务。今略举数则。

---

① 清·吴鞠通撰，李刘坤主编. 吴鞠通医学全书［M］. 北京：中国中医药出版社，1999：153－154.

在《温热经纬》中，王氏讽刺某些医家"讲太极，推先天，非不辨也，其实与病情无涉，而于医理反混淆也"①。显然，王氏是反对医家空谈太极、阴阳、先后天八卦之类概念的，认为这样"与病情无涉"，反而容易导致医理上面的混淆。在卷五白虎汤条下，亦有类似议论，批评某些医者"不能研究医理，乃附会经义，以自文其浅陋。甚且衍先天、论太极以欺人，实则无关于辨证处方也。自明以来，庸医陋习，大率如此，学人戒之"②！矛头直指张景岳，与叶论如出一辙。

在张景岳的扶阳和朱丹溪的滋阴之间，王氏倾向于朱丹溪的滋阴。有人问："丹溪谓人身阴不足，景岳谓人身阳不足，君以为孰是？"王氏回答说："人身一小天地，试以天地之理论之。阴阳本两平而无偏也，故寒与暑为对待，昼与夜为对待。然雨露之滋、霜雪之降，皆所以佐阴之不足，而制阳之有余。明乎此，则朱、张之是非判矣。"③ 值得注意的是，王氏虽尽力为朱丹溪的滋阴辩护，其落脚点仍在阴阳平衡上。

在《归砚录》中，王氏有大量笔墨描写误于滥用温补的病人以及医生，其案例甚多，兹举一例。有一位山阴人叫俞仲华，人极豪爽，有侠气，饮酒谈兵，轻财好客，崇信佛教，与王氏相友善，过从甚密，"惟谈医不合，闻余论景岳，辄怒形于色。……而其二子皆误于温补，虽余与故孝子张君养之极口苦谏，奈乔梓皆不悟"。王氏感叹："以仲华之才之学谈医，而犹走入魔道，医岂易言哉！故录之，愿后人勿轻言医。"④ 显然，王氏是把景岳学说列入医中魔道的。

在王氏生活的时代，《周易》和社会通行"贵阳贱阴"的观点，是不容

①　清·王孟英撰，盛增秀主编．王孟英医学全书［M］．北京：中国中医药出版社，1999：12.

②　同上，第101页。

③　同上，第420页。

④　同上，第429页。

置疑的权威。对此，有的医家（比如章虚谷）认为，《周易》的观点"但可以论治世，不可以论治病"，但这有违中医"天人合一"的精神和"良医如良相""用药如用兵"的传统。那如何调和这个矛盾呢？王氏认为，"人身元气犹阳也，外来邪气犹阴也。故热伤胃液，仲圣谓之无阳。医者欲扶其阳，须充其液，欲抑其阴，须撤其热。虽急下曰存阴，而急下者下邪也，下邪即是抑阴，存阴者存正也，存正即是扶阳。苟知此义，则易道医理原一贯也"①。王氏的这个观点其实是有问题的。以王氏的逻辑，人体的正气就是阳气，当人体阴虚的时候，滋阴就是扶助正气，自然也就是扶阳，这样滋阴等于扶阳，这在逻辑上当然无法成立。

在前文中，我们论证过，《易经》有三：《连山易》《归藏易》和《周易》。其中《周易》存在明显的阳主阴从、贵阳贱阴思想。然而，比《周易》更早的《归藏易》和《连山易》皆不主扶阳。《黄帝内经》主要用的是《归藏易》，渊源于黄老道家，故《内经》之中，亦无明显的扶阳倾向。很可惜，在明清滋阴学派兴起的时候，《连山易》《归藏易》早已失传，《周易》"贵阳贱阴"之观点早已一统天下。假设刘河间、朱丹溪及温病诸师能够看到《连山易》《归藏易》，并且意识到《内经》主要用的是《归藏易》，渊源于黄老道家，不主扶阳，那也就不必如此费尽心机，去为滋阴学说寻找说辞了。

小　结

本节中，我们论证了《周易》存在明显的阳主阴从、贵阳贱阴思想，而比《周易》更早的《归藏易》和《连山易》皆不主扶阳。黄老道家主张致虚守静、谦退守柔的思想，正与《归藏易》的精神相符。《内经》主要用的是

---

① 清·王孟英撰，盛增秀主编．王孟英医学全书［M］．北京：中国中医药出版社，1999：429.

《归藏易》，渊源于黄老道家，故《内经》之中，无明显的扶阳倾向。

滋阴学派创始于金·刘河间，其善用寒凉之药以治外感热病，为后世寒凉一派之开山。朱丹溪宗之，创"相火论""阳常有余阴常不足论"等，而善用滋阴。至此滋阴一脉，巍然成立。朱丹溪之说，至明朝而大盛，弟子及私淑者甚众。整体而言，二家之论，要皆偏于寒凉。然细参刘河间、朱丹溪之书，并无"贵阴贱阳"之处，而相反地，处处以"阴阳平衡"为要。

迨至清代，温病学派勃兴，中医在外感热病的理论和临床方面取得巨大进步，叶天士、薛生白、吴鞠通、王孟英等皆医中之佼佼者。因温病是外感温热邪气，治疗上"只能作热治，不能从寒医"，须要处处固护阴液，故温病学派给人的感觉一般来说是崇尚阴柔、好用寒凉、用药轻灵等。这其实是治疗温病本身的需要，并非温病学诸大师一隅之偏。温病诸师中，叶天士、王孟英等皆主阴阳平衡观，反对"贵阳贱阴"观点，反对空谈先天阴阳。而吴鞠通则持"阳大阴小论"和"阴常有余阳常不足论"，主张"贵阳贱阴"。

第三节　两派论争的焦点、论证方法及其逻辑问题

一、两派论争之焦点

在前面二节之中，我们分别讨论了中医扶阳和滋阴两大学派的源流。归纳起来，两派争论的焦点主要集中在如下三个方面。

（一）阴阳贵贱关系

扶阳派多以《周易》"贵阳贱阴"的观点为依托，强调阳气在人体中的主导作用，处处以扶阳为要。由于《周易》是传统六经中的权威经典，而且传统社会一直存在着明显的"男尊女卑""贵阳贱阴"倾向，故扶阳的观点

很容易深入人心。从魏晋时期服食"寒食散"，托名华佗的《中藏经》，一直到宋朝的《和剂局方》，以及后来的《扁鹊心书》，都有用温热药助阳的偏向。《扁鹊心书》甚至强调说："保命之法：灼艾第一，丹药第二，附子第三。"至明朝的张景岳、清朝的黄元御出，扶阳的观点更为系统，方法也更加完备。不过值得注意的是，"火神派"的开山郑钦安先生，并无明显的"贵阳贱阴"倾向。

滋阴派多以《内经》为依托，主张"阴阳平衡"观，反对滥用温燥之药以扶阳。滋阴学派创始于金·刘河间，他倡言"六气皆从火化""六欲七情皆能化火"之论，善用寒凉之药以治外感热病，为中医寒凉派之开山。朱丹溪宗之，创"相火论""阳常有余阴常不足论"等，而善用滋阴，至此滋阴一脉，巍然成立。朱丹溪之说，至明朝而大盛，弟子与私淑者甚众。整体而言，二家之论，要皆偏于寒凉。然细参刘河间、朱丹溪之书，并不"贵阴贱阳"，而相反地，处处以"阴阳平衡"为要。迨至清朝，温病学派勃兴，中医在外感热病的理论和临床方面取得巨大进步，叶天士、薛生白、吴鞠通、王孟英等皆医中之佼佼者。因温病是外感温热邪气，治疗上"只能作热治，不能从寒医"，须要处处固护阴液，故温病学派给人的感觉一般来说是崇尚阴柔、好用寒凉、用药清灵等。这其实是治疗温病本身的需要，并非温病学诸大师一隅之偏。清代温病诸师中，叶天士、王孟英等皆主阴阳平衡观，反对张景岳之"贵阳贱阴"观点，反对空谈先天阴阳，认为无补于临床。而吴鞠通则持"阳大阴小论"和"阴常有余阳常不足论"，反对阴阳平衡，主张"贵阳贱阴"。

吴鞠通和郑钦安二人，一为温病学派之高峰，一为扶阳学派之高峰，温病学派之吴鞠通则倡"阳贵阴贱"，"火神派"之开山的郑钦安则反力主"阴阳平衡"，其中颇有耐人寻味处。那到底是扶阳派之"贵阳贱阴"还是滋阴派之"阴阳平衡"更为合理呢？我们的选择是后者。具体原因，我们在后面将进一步探讨，此先揭过。清代名医陆懋修《文十六卷》有"论黄氏贵阳贱阴"一篇，其文曰："阳贵阴贱之说，自古为昭。黄氏著书，本此立论。揆诸大《易》消长之机，君人者齐治平之道，其谁曰不然？然而以之论病，则有宜有不宜也。病有以阳虚而致阴盛者，贵扶阳以抑阴；病有以阴盛而致阳虚者，贵壮阳以配阴。是皆宜于贵阳贱阴之法。然阳虚则阳可贵，阴虚则阴即未可贱也。阴盛则阴可贱，阳盛则阳即不为贵也。贵阳则阳不虚是为宜，贵阳则阴不盛亦为宜。若贵阳而阴益虚，且贵阳而阳愈盛，则大不宜。阴盛之病，既不可以治阴虚者统治之，则阳盛之病，亦岂可以治阳虚者混言之哉！[①]"可为好"贵阳贱阴"论者鉴。

（二）阳虚和阴虚之病孰多孰少

除了阴阳贵贱和主从问题之外，二派争议最大的一个问题是：阳虚和阴虚之病孰多孰少？

持扶阳观点者，普遍认为阳虚病多。如黄元御认为："病于阴虚者，千百之一，病于阳虚者，尽人皆是也。"[②] 当代著名的"火神派"名医李可，在《人体阳气与疾病》一书中曾谈到，他 2004 年在广东、广西看过 1000 多人，其中无一例外都是阳虚。他说："阳虚寒湿证十之有八九，而阴虚火热证的百不见一二，一例都没有遇到过。"不仅如此，李可先生还认为，全中国人都阳虚，"不仅是北方人阳虚啊，南方人阳虚的也特别多，而且南方人阳虚的几乎是百分之百，无一例外"[③]。

而滋阴派学者，如刘河间，则主张六气皆从火化，人之六欲七情，皆能化火。他把病机十九条原文中六气引起的证候，由 21 种扩大为 81 种，而其

① 清·陆懋修．陆懋修医学全书［M］．北京：中国中医药出版社，1999：79．

② 清·黄元御．黄元御医书十一种（下）［M］．北京：人民卫生出版社，1990：64．

③ 田原．人体阳气与疾病：对话大医李可［M］．北京：中国中医药出版社，2008：24－25．

中因火热引起者占 56 种，占 81%①。又如朱丹溪主张"阳常有余，阴常不足"，"五脏各有火，五志激之，其火随起，若诸寒为病，必须身犯寒气，口得寒物乃为病寒，非若诸火，病自内作，所以气之病寒者，十无一二"②。

以我们多年学医跟诊的经历看，推崇扶阳的老师，每每把遇到的大部分病人断为阳虚，几乎无一方不用干姜、肉桂、附子等热药。而偏于滋阴的老师，则每每把遇到的大部分病人断为阴虚火旺，几乎无一方不偏于寒凉药。这种情况，不禁让人想到马克·吐温的话，"一个手中只有榔头的人，他所看到的都是钉子"。

（三）阳虚和阴虚之病该如何调治

表面上看起来，阳虚补阳、阴虚补阴，似乎很简单。但仔细推敲，发现问题还很多。

先说补阳之法。就阳虚而言，张景岳、黄元御、郑钦安三家，已然分歧巨大。张景岳扶阳，主张于阴中求阳，强调扶阳不忘助阴。故重视扶阳的张景岳，反以重用熟地黄见长，被后人称为"张熟地"。

黄氏扶阳之法，重点有二。

1. 温中培土，淡渗去湿。水为阴，火为阳，水能灭火，故培土以镇之。但关用此法，未免有"鲧堙洪水"之嫌，故须加之以疏导。这就是方法二。

2. 升肝木以助生长，"不止徒温肾气"。其因有三：①木能克土，升达肝木，则木不克土，而有助于培土；②木能生火，温升肝木，则火气自旺；③木能泻水，转寒为温。故黄氏强调"宜升肝脾以助生长，不止徒温肾气"，可谓别有心得。

而郑钦安则单刀直入，直补坎中之阳，也就是肾阳。如果用黄氏的观点

① 刘公望.《内经》与金元四家学说［J］. 浙江中医学院学报，1981（4）：13 – 15.
② 元·朱丹溪. 局方发挥［M］//田思胜，等. 朱丹溪医学全书. 北京：中国中医药出版社，2006：37.

看，郑氏可谓是"徒温肾气"了。然郑氏在阴阳观上，主阴阳平衡观，并不一味以扶阳为务。而且反对执方治病，或执药治病，强调"认证之有实据"，"实据者何？阴阳虚实而已"。郑氏讲阴阳，不但分上中下，而且强调要分清虚实，不可偏补偏泻。

温病诸师在补阳上面则方法各异、特色不一，并无特殊偏好。值得一提的是，叶天士"通阳不在温，而在利小便"说。

再说补阴之法。扶阳诸家，亦皆有补阴之论。张景岳注重直补肾阴。而黄元御、郑钦安二家，都注意到离中之阴，是为阴根，故补阴当注重离中之阴。而在操作上，黄氏主张在滋补心阴的时候，同时注意降摄肺胃以助收藏，非止滋补心肾之阴。而郑钦安则强调直补心肾之阴，与黄氏有异。当然，滋阴有多法。如心火盛者，以三黄（黄芩、黄连、黄柏）辈直泻心火；胃火盛者，以承气辈泻之；肺胃火旺、消渴欲饮者，以白虎辈清之。凡此等等，皆是张仲景所传，诸家并无异议。而有的扶阳派学者则主张，阴虚的病人也可以扶阳，因为"阳生阴长"，阴虚的本质是阳不化阴，故而也应该扶阳，"用阳化阴"。至于滋阴学派养阴之法，则更为细密，兹不枚举。

同样的，以上诸说仍然是众说纷纭，各有其道理，而很难达成一致意见。

二、两派论证方法及其逻辑问题

两派争论的问题，植根于中医的思维方法和研究方法之中，在《易经》时代就已种下。只要中医还在以传统的阴阳理论为论病的提纲，只要中医还在沿用传统的研究方法，这些问题就难有定论。

如果跳出两派之争的具体内容，而从论证的逻辑和理论方法来看，两派论证的方法主要有如下几种。

（一）取类比象

众所周知，象思维是中医最核心的思维方式。其要点有二。

　　一曰"观象"。《易经·系辞》曰："古者包牺氏之王天下也，仰则观象于天，俯则观法于地，观鸟兽之文，与地之宜。近取诸身，远取诸物。于是始作八卦，以通神明之德，以类万物之情。"这种仰观俯察、远取近取的方法，就是观象的主要方法。《内经》里面广泛体现了这种原则：

　　仰观天象，在运气七篇里面体现的最为突出。如《五运行大论》开篇即谓："黄帝坐明堂，始正天纲，临观八极，考建五常，请天师而问之曰：《论》言天地之动静，神明为之纪，阴阳之升降，寒暑彰其兆。"八极，王冰曰"八方目极之所也"，所以临观八极，乃是观察四面八方目所能极的范围；五常，王冰曰："谓五气行天地之中者也。"考建五常，也就是考察建立五气运行之常度。观察的范围是八极，观察的内容则是"天地之动静""阴阳之升降"。所以，后面岐伯接着说"夫变化之用，天垂象，地成形，七曜纬虚，五行丽地。地者，所以载生成之形类也。虚者，所以列应天之精气也。形精之动，犹根本之与枝叶也。仰观其象，虽远可知也"。

　　俯察地理，以及鸟兽之象，对于养生治病也同样意义重大。"异法方宜论"篇论述了五方风土人情之异，及治病方法的差别。"五常政大论"集中论述了五运太过不及之年的情况，兹不详论。

　　近取诸身，则《内经》可谓是通篇皆是。《素问·脉要精微论》曰："切脉动静，而视精明，察五色，观五脏有余不足，六腑强弱，形之盛衰，以此参伍，决死生之分。"就是诊法的精微之处。《素问·阴阳应象大论》曰："以我知彼，以表知里，以观过与不及之理，见微得过，用之不殆。善诊者，察色按脉，先别阴阳；审清浊，而知部分；视喘息，听音声，而知所苦；观权衡规矩，而知病所主。按尺寸、观浮沉滑涩，而知病所生。"这里提到的观过与不及之理、察色按脉、审清浊、视喘息、听音声、观权衡规矩、按尺寸、观浮沉滑涩，都是"观象"。

　　二曰"类推"，《内经》所谓"五脏之象，可以类推"，《易经·系辞》

所谓"于是始作八卦，以通神明之德，以类万物之情"说都是这个方法。《易经》有"类聚""群分"之法，也是这种"类推"的方法。什么是类推？《汉语大辞典》的解释是："比照某一事物的道理，推出跟它同类的其他事物的道理"。

从现代思维科学的角度来说，类推，也就是"类比推理"，也称为"类比"（analogy），源自希腊文"analogia"，原意之一为"比例"。

类推是一种重要的推理方式，也是一种重要的创新思维方式。许多著名的科学家、哲学家都很推崇类比的思维方式。如著名天文学家开普勒（Kepler）曾说："我珍视类比胜于任何别的东西，它是我最可信赖的老师，它能揭示自然界的秘密，在几何学中它应该是最不容忽视的。"① 著名数学家拉普拉斯说："甚至在数学里，发现真理的主要工具也是归纳和类比。"② 大哲学家康德曾说："每当理智缺乏可靠论证的思路时，类比这个方法往往能指引我们前进。"③

但问题是，类比推理本身并不是逻辑方法，也不能保证论证本身的正确性。正如常存库教授指出的，"类比是以对象之间的相似属性为根据的，然而相似不等于相同，而且某些方面相同也不等于一切方面都相同。正因如此，类比的逻辑前提不能保证结论。它只是一种或然推理，而不是必然推理，只提供了可能性，并不能保证必然性"④。

举例来说，我们知道孟子是古代的大儒，以善于辩论出名。孟子最喜欢用的说理方式可以说就是类比。《孟子·告子上》曰："人之性善也，犹水之就下也，人无有不善，水无有不下。"这是用水性来类比人性，因为水性趋

---

① G. 波利亚. 数学与猜想［M］. 北京：科学出版社，2001（7）：11.

② 同上，第36页。

③ 康德. 宇宙发展史概论［M］. 上海：上海人民出版社，1972：147.

④ 常存库. 揭开生命与疾病奥秘的钥匙：医学科学方法学［M］. 北京：中国协和医科大学出版社，2006：158.

下，所以人性向善。这个从逻辑上讲是根本说不通的。依照相同的逻辑，我们完全可以倒过来说，"人之性恶也，犹水之就下也，人无有不恶，水无有不下"。又如《孟子·离娄上》曰："为高必因丘陵，为下必因川泽；为政不因先王之道，可谓智乎？"为高必因丘陵、为下必因川泽，这个前提我们可以接受，但丘陵川泽和先王之道有什么逻辑关系呢？所以其结论并不能从前提中推出。类似的问题在《孟子》一书中比比皆是。

同样地，类似的问题在中医学中比比皆是。比如《灵枢·邪客》曰："天有日月，人有两目；地有九州岛，人有九窍。"这就导致，中医学中，面对同样的问题，采用同样的类推方法，不同的人有可能得出完全相反的结论。比如朱丹溪和吴鞠通都以天地、日地等关系来类比人体阴阳之关系，前者推出"阳常有余，阴常不足"，应该滋阴；后者则推出"阳应有余，阴应不足"，应该扶阳。同样地，都以离卦类比夏天外阳内阴之格局，扶阳派学者则推出夏天应该吃温热之物，滋阴学派则推出夏天应该吃寒凉之物。彼此互不认同，也都难以说服对方。

"取类比象"的研究方法，植根于中医的底核，导致了中医大厦潜在的不确定性。许多看似正确的结论，实际上却是错误的。这里举一个著名的医案。在《景岳全书》卷二十中，张景岳记录了他的一个案例。

有一吴姓军官，"因见鲜蘑菇肥嫩可爱，令庖人贸而羹之，以致大吐大泻，延彼乡医治之，咸谓速宜解毒，乃以黄连、黑豆、桔梗、甘草、枳实之属连进之，而病益甚，遂至胸腹大胀、气喘，水饮皆不能受，危窘已其"。向张景岳求治。张景岳投以人参、白术、甘草、干姜、附子、茯苓等药。病人初不敢服，后来实在没有办法，才勉强服下，结果"一剂而呕少止，再剂而胀少杀，……前后凡二十余剂，复元如故"。治疗算得上很成功。对此，张景岳的解释是："毒有不同，岂必如黄连、甘、桔之类乃可解耶？即如蘑菇一物，必产于深坑枯井，或沉寒极阴之处乃有之。此其得阴气之最盛，故肥白最嫩也。公中此阴寒之毒，而复解以黄连之寒，其谓之何？兹用姜、附，非所以解寒毒乎？用人参、熟地，非所以解毒伤元气乎？然则彼所谓解毒者，适所以助毒也。余所谓不解毒者，正所以解毒也"。

这个案例被广为引用。比如邱鸿钟主编的《中医的科学思维与认识论》一书里还专门援引，将本案例作为中医思维的经典案例予以称赞，认为"此案例中'不解毒者正所以解毒'的思想，是透过现象抓本质，治病求本，整体、全面地思考问题的辩证思想"①。很可惜，这其实是一个有问题的医案。张景岳的论证和结论都是不能成立的。张景岳论证的要点有二。

1. 蘑菇生于阴寒之地，得阴气盛，故为阴寒之物。

2. 病人服食阴寒的蘑菇，故得阴寒之疾，应当用温热之药对治。干姜、附子看似无解毒之功，实际上恰恰能解蘑菇之毒。

上述两个论点皆不成立。先说第一个，这个观点并不成立，原因有三。

1. 生于阴寒之地的，不一定为阴寒之物，如附子、麻黄是也。薏苡仁长于沼泽之中，反能淡渗利湿，亦非阴寒之药。

2. 阴寒之物也不一定产于阴寒之地，如黄连、黄柏是也。西瓜号曰"天然白虎汤"，产于盛夏，且以炎热之地产者为佳。

3. 蘑菇之性，并非都属阴寒。中蘑菇毒者，表现也不尽相同。其中有恶心、呕吐、腹痛、水泻者，谓之阴寒之毒，尚且有一定道理。而很多蘑菇中毒者，则出现发热、亢奋、幻觉、心率加快、瞳孔散大等，此类中毒，断不可认为阴寒，而误投温补。

再说张景岳的第二个论点。用温热之药解蘑菇之毒，此法对大部分的蘑菇中毒断不可行。相反，正是张景岳批评的"速宜解毒，乃以黄连、黑豆、桔梗、甘草、枳实之属"才是相对正确的治疗方法。宜解毒、宜逐邪，不可

---

① 邱鸿钟. 中医的科学思维与认识论［M］. 北京：科学出版社，2011：90.

早用温补，留邪为患。要注意，不同的蘑菇中毒有不同的解法，各地民间至今尚有不少行之有效的偏方，有兴趣的同道当博考研究之，万不可偏执温补为能事。

那为何这个案例中张景岳的方法能够奏效呢？我们认为，可能的原因有三。

1. 此例蘑菇中毒为胃肠中毒型，患者在中毒之后，肠胃产生应激反应，业已通过上吐下泻，排出一部分毒素。

2. 诸医又以黄连、黑豆、桔梗等进行解毒，余毒又轻。

3. 患者迁延数日，体内的毒邪已解，此时病机实际上是脾胃虚寒之上吐下泻，故用张景岳温补脾胃之法恰好奏效。

说穿了，张景岳不过是用附子理中汤加减治愈一例脾胃虚寒的上吐下泻案而已，并没有什么奇怪之处。古今医家的医案中类似的问题还有不少，不一一枚举。仅此一例，可见植根于"取类比象"思维之上的中医大厦，看似稳固，有许多成功案例和经验可据，事实上却危机重重。

（二）诉诸权威

除取类比象之外，中医学中论证观点最常用的方法应该算是"诉诸权威"了。其中有二。

1. 引经据典。传统的儒释道三家，皆有厚古薄今之倾向。而儒家更是言必称尧舜周公，论必曰《诗》《书》，强调持之有故，才能言之成理。但是因为经典本身就观点不一，这样只能导致长期的僵持不下。比如《归藏易》和《周易》，前者重阴，后者重阳；《周易》和《内经》，前者重阳，后者主阴阳平衡。因所据的经典不同，必然导致其结论有异。更遑论经典也可能是错误的，那就只能讹谬相承，阻碍进步。

2. 引名家之论。但问题是，两派皆名家众多，观点互异，故仍然无法达成一致。

最重要的是，"诉诸权威"本身并不是一种科学的方法。中医并不是宗教，不可能存在一个无所不知的教主，也没有不容置疑的教条。既然任何权威都是人，有其个人和时代的局限，所以也都是可能犯错误的。所以权威者的观点，并不能用来证明论点成立。

更何况在"诉诸权威"的时候，传统的中医学家们还经常"断章取义"。比如我们前面讨论过，扶阳派学者经常引"凡阴阳之要，阳秘乃固"来证明《内经》主张扶阳。而实际上，如果联系上下文看，这句话完全没有扶阳倾向。

（三）诉诸实例

医学是实践之学，需要解决实际问题。既然理论上僵持不下，那是否可以通过事实来检验呢？貌似可以，古人也常常通过这种方式来驳斥对方。但问题是，每派学者，都能举出大量被对方误治，自己力则挽狂澜、起死回生的例子。这意味着，单靠一些成功的案例是没法证明理论的正确性的，至少要给出一个统计意义上的数据才行。很可惜，到目前为止，中医在这个方面还没有做出实质性的进步。

现在我们考虑这么一个问题，如果我们要设计一个实验，以判断某个人群中阳虚或者阴虚的比例，这能否做得到？这貌似不成问题，可事实上很难。要达到这一点，其前提是我们需要对阳虚和阴虚给出一个客观的，能够让扶阳派和滋阴派都能够接受的判断标准。可惜目前学术界还无法给出这样一个标准。那么，很自然地，同样一个病人，扶阳派认为阳虚，滋阴派认为阴虚，就在情理之中了。

（四）诉之中庸

"中庸"是儒家的心法之一，也是传统社会公认的一个处理问题的原则。一般人都会倾向于认为，如果有两种相反的观点，那真理一定在两种观点之间的某个地方。中医学者之中，大体而言，除扶阳、滋阴两派之外，大部分人对此问题要么视而不见，要么采取诉之"中庸"的观点。比如李中梓说："不善学者师仲景而过则偏于峻重，师守真而过则偏于苦寒，师东垣而过则偏于升补，师丹溪而过则偏于清降。譬之侏儒观场，为识者笑。"① 他主张在各派之间权衡，取其中道。相对于极端的扶阳和滋阴，这种观点当然更为圆融，危害也比较隐蔽。然而，问题并没有得到解决。依据这种诉之"中庸"的论调，既然扶阳派认为阳虚病人比较多，滋阴派认为阴虚病人比较多，那事实很可能是阳虚和阴虚病人各占一半，或者阴阳两虚者比较多。很可惜，这种方法在逻辑上也是不能成立的。举例来说，中国古代有一派人认为地球是方的，另一派则认为地球是圆的。两派都有道理，互不相让。但这并不能证明地球是方圆之间的某个位置。

（五）其他方法

古代医家在论证问题时，还经常犯一些低级错误。比如：

1. 诉诸情绪。比如把阳喻为君子，阴喻为小人，这样很容易让人产生阳比阴更好，或者阳更重要的感觉。还有，很多医家著书，都摆出一副为往圣继绝学的姿态，把对立学派斥为异端甚至魔道，从而获取听众的情感认同，虽能动人，其实无益于医理探讨。

2. 人身攻击。这个问题，在古代的中医学家中经常出现。最典型者，莫过于黄元御、张景岳等。遭黄氏点名批评，乃至人身攻击的医家，有钱仲阳、刘河间、朱丹溪、李东垣、严用和、薛立斋、陶节庵、张景岳、赵养葵、高鼓峰、吕用晦、程郊倩、喻嘉言等人，意气所至，批评畅快淋漓，毫无顾忌。对此，四库馆臣认为黄氏"大抵高自位置，欲驾千古而上之，故于旧说，多故立异同，以矜独解"。又曰："其说诋诃历代名医，无所不至。以钱乙为悖

① 明·李中梓著，郭珍霞等整理. 医宗必读［M］. 北京：人民卫生出版社，2006：4.

谬，以李杲为昏蒙，以刘完素、朱震亨为罪孽深重，擢发难数，可谓之善骂矣。"① 张景岳书中亦屡屡以刘河间、朱丹溪为医中魔道。凡此种种，如泼妇骂街，虽然畅快，亦无益于学术的探讨。

第四节　从阴阳的关系看扶阳与滋阴学派之争

在第一章中，我们讨论了"抽象阴阳"和"具体阴阳"。抽象的阴阳无法量化，也无法测量；无所不指，又无所实指。而"具体阴阳"，总是与具体的属性相关，具有确定性和可测量性。回到扶阳和滋阴的问题上来，我们首先应该分析，二家之争，究竟说的是"抽象阴阳"，还是"具体阴阳"。既然"抽象阴阳"是对各种"具体阴阳"的抽象，"所指无定在"，容易"蒙混"，我们能否先就具体阴阳讨论呢？答案是肯定的。

一、从"具体阴阳"看扶阳与滋阴学派之争

我们知道，具体阴阳是具体属性上的阴阳，"或言寒热，或言血气，或言脏腑，或言表里，或言动静，或言虚实，或言清浊，或言奇偶，或言上下，或言正邪，或言生杀，或言左右"。在这些具体阴阳上，我们能看出阴阳孰为贵贱吗？我们分开来看。

1. 以寒热言，寒为阴，热为阳。既然扶阳学派认为阳比较重要，那么对于寒热，难道是人体的热比较重要，寒比较不重要吗？或者进一步细分，以客观温度言，难道人的体温高些比体温正常更好吗？以主观感觉言，难道人体感觉热，或者怕热，比感觉正常更好些吗？很显然，以寒热言，偏寒偏热都不好，体温正常，感觉合宜才是最佳的。

----

① 清·永瑢，等. 四库全书总目 [M]. 北京：中华书局，2003（8）：890.

2. 以燥湿言。 燥为阳，湿为阴。既然扶阳学派认为阳比较重要，那么对于燥湿，难道是人体的燥比较重要，湿比较不重要吗？我们知道燥气太过，外则销铄肌肉皮毛，内则涸其脏腑血液；湿气太过，外则流溢于肌肉皮肤而为肿胀，内则蓄积于胸腹脏腑而为停饮蓄水。很显然，人必须燥湿调停才好，偏燥偏湿皆为病态。

3. 以脏腑言。 脏为阴，腑为阳，既然扶阳学派认为阳比较重要，那么对于脏腑，难道是人体的腑比较重要，脏比较不重要吗？这个观点，显然也是不成立的。人体肾为先天之本，脾为后天之本，两者皆脏也。心为"君主之官"，肺为"相傅之官"，肝为"将军之官"（见《素问·灵兰秘典论》），三者亦脏也，难道五脏居然没有小肠（受盛之官）、大肠（传导之官）、膀胱（州都之官）之类的腑来得重要吗？很明显，说《内经》有"贵阳贱阴"倾向，实在是扶阳派学者一厢情愿的看法。

以此类推，不难发现，具体到人体的任何一个属性上，唯有阴阳平衡才是健康状态，偏阴偏阳皆属病态。那么，既然每一个"具体阴阳"皆以适中为宜，难道还可以抽象地认为，阳比较重要？或者偏阳的状态比阴阳平衡更重要吗？

二、从阴阳属性看扶阳与滋阴学派之争

我们再换个角度，从阴阳的关系来看扶阳与滋阴之争。

我们知道，人体有多个属性，其中有的属性是阳属性，有的属性是阴属性。中医里常常把阳属性称为"某阳"，把阴属性称为"某阴"。比如肝阳、肾阳、心阳、脾阳等，都是典型的阳属性；肝阴、肾阴、心阴、脾阴等，都是典型的阴属性。这些属性，有没有哪种属性更重要些？

先说阳气之中是否肾阳最重要？有人认为，肾阳是阳气之根，肾阳足，一身的阳气皆足，这样是否能够得出肾阳比其他阳更重要？答案是否定的。

肾阳足并不必然地推出肝阳足，反之肝阳虚也不必然地推出肾阳虚。所以张仲景有暖肝之当归四逆汤，有暖肾之附子汤、真武汤。否则以医圣之智慧，只需立一补肾阳之方即可，何须如此麻烦。

再说是否阳属性比阴属性重要？在上一章讨论阴阳平衡时，我们讨论过，只有当每一种"具体阴阳"都处于阴阳平衡态时，人体才能处于阴阳平衡态，这是人体唯一的健康态。人体中每种属性都很重要，失衡皆能致病，乃至导致死亡，并无证据表明阳属性比阴属性重要。

再退一步讲，就算我们接受"阳贵阴贱"这样一个观点，是否就能专用温热药扶阳？答案也是否定的。人体里有各种具体阴阳，其阴阳失衡的调治方法并不一致。比如调寒热，主要用药性之寒热；调燥湿，主要用药性之燥湿；气虚者用补气药，气实者用破气行气药；血虚者应该用补血药，血瘀者应该用活血行血药。总之，不同的"具体阴阳"，其调整方法并不一致。执温热以为能事，其实犯了如下几种错误：①把阴阳简单地等同于寒热，并认为热比寒重要。②把扶阳简单理解为用温热药。③主要看到了"阳生阴长"这样一种阴阳关系，所以才会在确诊病人阴虚时，还主张"补阳以化阴"，没有注意到"阳长阴消"这种情况，不知阴虚病而用扶阳，有可能让患者雪上加霜。④没有注意到，人体阴阳与药物之阴阳，有可能同步消长，也可能反向消长，故而有可能存在越用温热药，病人越怕寒的情形。

需要澄清一下，以上主要反驳的是扶阳派的一些观点，这并不是说我们主张滋阴。相反地，我们反复强调，只有当每一种"具体阴阳"都处于平衡态时，人体才能处于平衡态，这是人体唯一的健康态。

第五节　对扶阳滋阴两派长期对峙原因的分析

最后，我们再讨论一个问题：为什么扶阳派医生认为病人大部分都是阳

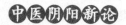

虚，好用温热药；而滋阴派医生却坚持病人大部分都是阴虚，好用寒凉药，而两派似乎都能治好病，而且流传不绝。这个问题，困扰了我们很久，因而也做了很多思考。这里姑且提出四种"假说"，供同道参详。

一、病人正反馈说

我们知道，在传统社会里，病人就医，主要靠口碑相传。一般而言，病人给别的病人推荐医生，一般是因为自己或者身边的朋友被该医生治愈过。这样，当患者找到该 A 医生时，往往会跟他说：是某甲推荐我来找你的，他某年生某病，被你神奇地治好了。于是 A 医生会接收到一个正反馈，信心增加。相反地，如果医生误诊误治了，只会有两种结果：

1. 该病人死了。这种情况下，病人及其亲友自然不太可能再给类似病人推荐 A 医生。A 医生收不到正反馈，而收到负反馈的可能性也很低。

2. 病不愈，改投 B 医生。在这种情况下，病人会把 A 医生没有治好的信息传递给 B 医生。如果 B 医生和 A 医生皆主扶阳，或皆主滋阴，那他很可能不会认为 A 医生的诊治有误，会继续沿用前法。后果是病不愈，病人流失（病人死去，或者去找 C 医生）。如果 A 医生和 B 医生一主扶阳、一主滋阴，则两者观点相反，必然改弦易辙。结果有两种可能：①病得到治愈，病人在一定的周期后给 B 医生正反馈，这正强化了 B 医生本学派正确，而 A 医生学派错误的观点。②病不愈。B 医生很可能收不到负反馈。如果很侥幸地收到负反馈，B 医生还可以把原因归结到 A 医生误治在前，延误病情，导致自己无力回天。

总之，健康改善的患者倾向于给 A 医生本人带去正面评价，而健康恶化的患者倾向于把对 A 医生的负面评价带给 B 医生。另一方面，医生倾向于把病人的健康改善归结为自己的功劳，而把疾病的恶化归结为其他医生之前的误治。

但是，光有这个假说还不够。因为这样，每个医生都会收到来自患者的关于其他医生的负面评价。这样，如果医生有足够强的反省意识，他还是会看到本流派误治的大量案例。因此，我们还需要提出第二个假说。

二、病人选择说

现在假设患者 A 生病了，朋友们给他推荐了好几位医生，他会选择哪一位？按照正常的逻辑，他会选择治好过患类似疾病的患者 B 推荐的医生。患者 A 会倾向于认为，该医生既然能够治愈患者 B，而自己的病与患者 B 类似，那么该医生能治愈自己疾病的可能性应该比较大。

另外一个方面，患者 A 在得到正面推荐的同时，也可能得到许多负面的告诫。他的亲朋好友可能会告诉他，他们认识的某患者 C，患病与医生 A 类似，却被某医生 D 误治了。这样，某医生 D 误治了一个病人，结果会流失一批潜在的类似疾病的患者。

根据这个假设，再结合假设一，我们会得到这样一个推论：治愈某种疾病越多的医生，他将来遇到该类病人的概率会越大；反之，治坏某种疾病的越多的医生，他将来遇到该类病人的概率会越低。根据这个推理，善治偏头痛的医生遇到的多是偏头痛患者，善治胃病的医生遇到的多是胃病患者，正骨医生看到的都是骨伤病人，心脏病科的医生看到的都是心脏病人。同理，扶阳派的医生遇到的多是阳虚病人，而滋阴派医生遇到的多是阴虚病人。于是，两派医家都能信心十足的宣称，大部分病人都是阳虚或者阴虚。这种情况，似乎印证了马克·吐温的话："一个手中只有榔头的人，他所看到的都是钉子"。

到这里，我们大致就能够知道，为何扶阳和滋阴两派的医家，会在许多问题上得到相反的结论了。但是，光这两点还略有不足。现在假设一个青年医生刚刚开业，这时候，他的病人怎么知道他对阳虚病比较擅长，还是对阴

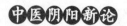

虚病比较擅长？抑或对某种特殊病比较擅长？如果第一批病人没有阴阳方面的偏性，那这位年轻医生又何以能够建立一种对阴阳的偏爱？这就有必要引入第三个假说。

三、师承授受说

我们知道，传统的中医学习，一般都是师徒相授模式，只有极少数的人是纯靠自学成才的。徒弟在跟诊的时候，学到老师的长处，同时也学到其偏见。病人给老师的正反馈，同样也能够加强徒弟对老师观点的信心。同样地，病人传递到老师处的负反馈，也能够加强徒弟对对立门派的偏见。而这种偏见代代相传下去，有可能越走越偏，再难回头。

另一方面，如果老师去世了，或者老师太忙，病人找不到老师，首先会想到的，很可能是去找他的徒弟。这意味着，师徒授受模式下的医生，其所接受的第一批患者，本身很可能就是有偏的。换言之，徒弟不仅继承并强化了老师的学术观点，也在一定程度上也继承了老师的患者群。

顺便讨论一个问题：为何极端强调扶阳的黄元御和张景岳，其后学的扶阳倾向反而不如以"水火立极"、持阴阳平衡观的郑氏后学显著？我们认为，一位医家的偏向性越大，则弊端越明显，越容易被发现，并遭到批驳（清代诸医对张景岳、黄元御二家，批驳之论甚多，正是这个原因），故其学说反而不易流传；纵然流传，也比较容易受到对立学派的批驳而得到纠正。相反，我们却不容易找到对郑氏的攻击与批驳，学人一代代相传下去，偏性日彰，后学却很难自觉。尽管后学早已尽变祖师之学，反对者也往往只能就其后学进行批驳，而无法从根本上批评该流派。这就不难解释，为何"火神派"的开山祖师郑钦安先生，主要持阴阳平衡观，并无明显的崇阳思想。而到了其亲传弟子卢铸之先生的时候，以"水火立极"的郑氏"火神派"被强化成为"以火立极"的卢氏"火神派"。而到当代名医李可先生的时候，论病就几乎全是阳虚，干姜肉桂附子等动辄即用数百克了。

四、同病异治说

最后，还有一种重要的可能性，就是"同病异治说"。注意，我们这里所谓的"同病异治"，是严格意义上的"同病异治"，是指对同一个病人的同一种病的同一证型，可以存在多种解决方案。

我们知道，人体有多种属性，每种属性皆有其"具体阴阳"，寒热仅仅是一个方面。很多疾病，其致病的主要原因并非寒热。比如某些燥病，寒热并不突出，治法宜滋润，在这种情况下，医生用温润可以，用清润亦可；又比如许多湿病，寒热并不突出，治法宜祛湿，用厚朴、陈皮、生姜、白术之类的温燥药可以，用薏苡仁、滑石、泽泻之类的淡渗药亦可；还有许多感冒，外有微寒裹束，内有轻微郁热，法宜发表，用辛温发散可愈，用辛凉发散可愈，用表里双解亦可愈。总之，考虑到寒热仅仅是诸多"具体阴阳"中的一个方面，所以很多疾病，两派皆可治愈。

再考虑到著名的"安慰剂效应"，有人认为安慰剂能对大约1/3的病人产生作用，而对某些特殊疾病，比如抑郁症患者，安慰剂的有效率高达80%。那么只要病人足够信任，就意味着有相当多的病人，哪怕治疗无效，症状也能够得到缓解甚至消失。再考虑到医生在饮食、起居、锻炼等方面给患者的建议所带来的效果，那就意味着，确实有可能两派都能够"治愈"大量疾病。

下篇　中医阴阳与相关问题的研究

第七章　阴阳与气

　　"气"和"气化"学说，是中医理论的根本。中医说理，以阴阳、五行、六气等为主要工具，而阴阳、五行、六气，讨论的都是"气"和"气化"。所谓阴阳，"气"之阴阳也；五行，气之五种运动方式也；六气，气之六种态势也。可以说，"气"的观念统摄了整个传统中医的世界观、方法论和理法方药体系：天人相应，"气"之相应也；诊病察机，察其气也；立方用药、针灸取穴，调其气也。总之，离开"气"和"气化"，中医的阴阳五行、天人相应、藏象经络、诊法治则、针灸方药等，便都无从谈起。是故古今医家，每以"气"和"气化"为中医之根本所在。如刘完素曰："气者，形之主，神之母，三才之本，万物之元，道之变也。"故元阳子《解清静经》曰："大道无形，非气不足以长养万物，由是气化则物生，气变则物易，气甚即物壮，气弱即物衰，气正即物和，气乱即物病，气绝即物死。"[①] 唐容川曰："西法近出，详形迹而略气化，得粗遗精，皆失也。"[②] 当代伤寒大家刘渡舟先生云："气化学说乃是伤寒学最高理论，它以天人相应的整体观念，沟通人体经气寓有辨证法的思想体系。"（《伤寒论临证指要》）本章我们主要就"气""气化"学说的内涵及其与阴阳的关系进行探讨。

---

　　① 金·刘完素. 素问玄机原病式 [M] //宋乃光. 刘完素医学全书. 北京：中国中医药出版社，2006：102.

　　② 清·唐容川撰；王咪咪，李林主编. 唐容川医学全书 [M]. 北京：中国医药科技出版社，1999：4.

第一节 论"气"与"气化"

一、论"气"的含义

何谓"气"？《说文》曰："气，雲气也。象形""雲，山川气也。从雨云，象云回转形。"许慎认为，气是象形字，指的是天上的云；云也是象形字，象云彩回转之形。与此类似的，水上弥漫的气，山顶上盘旋的云雾之气，炊烟袅袅之气，做饭烧水上蒸之气，口鼻呼吸之气，皆显而易见者。如果把世界万物简单分为两类，我们可以说，有形之物为物，无形之物为气。

由上，我们大致可以说气是无形之物。既然是无形之物，视之可见而触之空空，该如何认识和区分呢？方法主要是两种：一曰感觉，二曰思辨。《管子·内业》曰："是故此气也，不可止以力，而可安以德；不可呼以声，而可迎以意。"这里的"意"，即有"感觉"与"思辨"两个方面的意义。从这两者出发，我们这里把气大致归类如下：

1. 眼睛可见的自然之气

（1）云霞之气，如：

"巫祝史与望气者，必以善言告民，以请上报守。"（《墨子·号令》）

"老子西游，关令尹喜望见有紫气浮关，而老子果乘青牛而过也。"（《列仙传》）

（2）气象、景象，如：

"悲哉秋之为气也，萧瑟兮草木摇落而变衰。"（《楚辞·九辩》）

"天朗气清，惠风和畅。"（晋·王羲之《兰亭序》）

（3）人的气色。色是皮肤的颜色，气主要是皮肤的光泽。如：

"色见皮外，气含皮中，内光外泽，气色相融。有色无气，不病命倾。有

气无色，虽困不凶。"（《医宗金鉴·四诊心法要诀上》）

2. 人心可感的事物的气质、气象

"文以气为主，气之清浊有体，不可力强而致。"（三国魏·曹丕《典论·论文》）

"意气骏爽，则文风清焉。"（南朝梁·刘勰《文心雕龙·风骨》）

以上两则，皆为"文气"。又如"帝王之气""市井之气""盛世之气""浮躁之气"等皆属此类。

3. 口鼻呼吸之气，及口鼻能够感觉的气味

"入公门……屏气似不息者。"（《论语·乡党》）

"天食人以五气，地食人以五味。五气入鼻，藏于心肺，上使五色修明，音声能彰。"（《素问·六节藏象论》）

4. 人身的气血

"孔子曰：君子有三戒。少之时，血气未定，戒之在色；及其壮也，血气方刚，戒之在斗；及其老也，血气既衰，戒之在得。"（《论语·季氏》）

医书之中，此类最多。如："人之所有者，血与气耳。"（《素问·调经论》）

另有"营气""卫气""五脏之气""六腑之气""正气""邪气""真气""元气"等，亦属此范围。

5. 人的精神、心理状态

"我善养吾浩然之气。"（《孟子·公孙丑下》）

"夫战，勇气也。一鼓作气，再而衰，三而竭。"（《左传·庄公十年》）

此外如"社会风气""英雄气概""意气风发""气冲牛斗""喜气洋洋"等，皆属此类。

6. 天之"六气"

"六气"之说，最早见于《左传·昭公元年》，其曰："天有六气，降生

五味，发为五色，征为五声，淫生六疾。六气曰阴、阳、风、雨、晦、明也。分为四时，序为五节，过则为灾。阴淫寒疾，阳淫热疾，风淫末疾，雨淫腹疾，晦淫惑疾，明淫心疾。女，阳物而晦时，淫则生内热惑蛊之疾。"《汉书·律历志》说："天有六气，降生五味。夫五六者，天地之中合，而民所受以生也。"亦与此同。

所谓"天有六气"，是说"六气"本之于天。其中阴阳，当为狭义之阴阳，大体可释为"寒、热"，非纲纪万物、无所不包的抽象阴阳。其中热主要来源于太阳，寒则是热的缺失，故两者皆为"天气"；释为天气的"阴、晴"，大体也能说通，但不如释为"寒、热"为当。风雨很容易理解，刮风下雨，这都是影响生产生活的大事，当然也都是"天气"。晦是黑暗、昏暗。如《诗·郑风·风雨》曰："风雨如晦，鸡鸣不已。"明是光明，与晦相反。昼明而夜晦，故晦明大抵通于昼夜。这六种"天气"都非常重要，也很贴近生活。

《内经》的"七篇大论"，"六气"指寒、热、燥、湿、风、火六种"天气"。《素问·至真要大论》曰："黄帝问曰：'五气交合，盈虚更作，余知之矣。六气分治，司天地者，其至何如？'……岐伯曰：'厥阴司天，其化以风；少阴司天，其化以热；太阴司天，其化以湿；少阳司天，其化以火；阳明司天，其化以燥；太阳司天，其化以寒。'"这里的"六气"，与《左传》和《汉志》显然不同。其中寒、热、风、湿大体上可与阴、阳、风、雨相对应。而把"晦、明"这极其重要的自然现象去掉，加上了"燥、火"二气，这大概出于医家分类病因和治病的需要，兹不细论。

以上六种气，都比较直观，大体上可以人的感觉器官（眼、耳、鼻、舌、身）感知到，当然也需要意识的参与，但主要依靠感觉器官即可感而知之。

7. 哲学之"气"

一般而言，气是一种弥漫于天地之间，运动不息，无处不在，可以感知，却难以把捉，构成世界万物的本原物质。如《中医基础理论》中说："气，在古代哲学中，指存在于宇宙之中的不断运动且无形可见的极细微物质，是宇宙万物的共同构成本质。"① 秦汉古籍中相关的论述很多，下面是一些例子。

"察其始而本无生，非徒无生也而本无形，非徒无形也而本无气。杂乎芒芴之间，变而有气，气变而有形，形变而有生。"（《庄子·至乐》）认为一切有形之物，包括生命在内，都是气聚合而成。

"人之生，气之聚也。聚则为生，散则为死。若死生为徒，吾又何患？故万物一也。是其所美者为神奇，其所恶者为臭腐。臭腐复化为神奇，神奇复化为臭腐。故曰：通天下一气耳。"（《庄子·知北游》）认为整个天下皆一气变化所成，人之生死，本质是气之聚散。

"天地之合阴阳，陶化万物，皆乘一气者也。"（《淮南子·本经训》）

"气合而有形，因变以正名。"（《素问·六节藏象论》）此言气聚而成形，各因其形态属性不同而有不同的名称。

"在天为气，在地成形，形气相感而化生万物矣。"（《素问·天元纪大论》）

以上诸条，皆以气为天地万物之本原。

"人禀元气于天，各受寿夭之命，以立长短之形，犹陶者用土为簋廉，冶者用铜为柈杅矣。"（《论衡·无形篇》）这里把人的身材的高矮，寿命的长短，皆归之于人所禀之气，而不是其他的什么神秘因素，可以说是很有现代科学精神的。

"精气为物，游魂为变，是故知鬼神之情状。"（《周易·系辞上》）韩康伯注："尽聚散之理，则能知变化之道。"孔颖达疏："物既以聚而生，以散

---

① 孙广仁. 中医基础理论［M］. 北京：中国中医药出版社，2002，8：26.

而死，皆是鬼神所为，但极聚散之理，则知鬼神之情状也。"这里不但把"精气"作为万物的本原，甚至连"鬼神"等精神现象亦被归结于气之变化。

"同声相应，同气相求。"(《周易·乾文言》)这里讲的是"气"的相互作用方式。

总而言之，宇宙万物，自始至终，无非是气的运动变化和表现形式。注意这里的"气"，在构成万物这一角度上，大体相当于西方哲学的物质。但气却非独具单纯物质性，也具有精神属性。人之寿命长短、勇怯贤愚，乃至性格爱好，亦因所禀之气的差异而导致。故气既是精神现象的本原，也是实体物质的本原。从这个角度讲，中国的认识论，是"气一元论"哲学。

关于气的概念与源流，不少专家学者都有过论述。如徐宁博士《中国古代哲学精气概念与中医学精气概念之研究》对先秦诸子及《内经》中精气相关的概念考证细密，一一枚举，可谓不惮其烦①；赵洪钧先生《中西医结合二十讲》中第一讲亦对气的概念进行了相当繁密的考证，有兴趣的可以参考。

二、论"气"的属性

气有如下性质。

1. 气是世界万物的本原。 在先秦诸家之中，儒家重人伦，罕言"性与天道"。故论宇宙之本原，当以道家最精。《老子·第二十五章》曰："有物混成，先天地生。寂兮寥兮，独立不改，周行而不殆，可以为天下母。吾不知其名，强字之曰道，强为之名曰大。"以道为万物之本原。《老子·四十二章》曰："道生一，一生二，二生三，三生万物。万物负阴而抱阳，冲气以为和。"解释了万物化生的过程：道派生"气"（一），这是万物之开端（"天下万物生于有"），"气"之变化产生阴阳（二气），阴阳的交互作用产

---

① 徐宁.中国古代哲学精气概念与中医学精气概念之研究［D］.山东中医药大学，2008.

生了三（阴、阳、中），进而化生万物。认为"道"及其派生的"气"是为世界万物的本原，这是道家的宇宙观。《庄子·知北游》曰："人之生，气之聚也。聚则为生，散则为死。若死生为徒，吾又何患？故万物一也。是其所美者为神奇，其所恶者为臭腐。臭腐复化为神奇，神奇复化为臭腐。故曰：通天下一气耳。"认为万物都是一气化生，气聚则生，气散则死，生之与死，只是气的不同变化方式。

道家的这一观点，亦为诸子百家所采用。如《律历志》云："太极元气，函三为一。"《易传》曰："易有太极，是生两仪，两仪生四象，四象生八卦，八卦定吉凶。""精气为物""同声相应，同气相求"讲的都是这个道理。《三命通会》云："太极者，兼理气象数之始也。由数论言之，可见浑沦未判之先，只一气混合，杳冥昏昧而理未尝不在其中，与道为一，是谓太极。……所谓太极者，乃阴阳动静之本体，不离于形气而实无声臭，不穷于变化而实有准则。"① 讲的也是这个道理。

中医继承了道家这一思想。如《素问·六节藏象论》云："气合而有形，因变以正名。"《素问·天元纪大论》云："在天为气，在地成形，形气相感而化生万物矣。"气作为世界万物的本原，也是决定人的体质、性格、健康与疾病的根本原因。天地间万物，无论是飞禽走兽，还是植物花草、矿石、泉水等，皆禀天地之气所生。因所禀之气的不同，故有不同的形态、气味和性能，被赋予不同的名字。因各种药物、食物气味性能之差异，故而对人体五脏之气有调整补泻作用。而五脏之气的差异，是影响人的勇怯强弱、健康与疾病的根本原因。通过药物之"气"，来调整人身之"气"；通过药物之"阴阳"，调整人身之"阴阳"。以偏纠偏，使气归于平，这就是中药治病的基本原理。

2. "气"具有客观实在性（物质性）。气作为构成天地万物的本原，具

---

① 明·万明英撰；陈明释. 三命通会上［M］. 北京：中医古籍出版社，2008：1.

有客观实在性，也就是物质属性。天地间万物，因所禀之气不同，故而表现出不同的特征。凡所谓气，无论是天气、地气、阴气、阳气、寒气、热气、水谷之气、四季之气、五行之气、六淫之气、血气、营气、卫气、五脏之气等，皆具有客观实在性（物质性）。

3. 精神现象的本质也是"气"（精神性）。这一点，在中医中体现得最为明显。《素问·宣明五气》云："精气并于心则喜，并于肺则悲，并于肝则怒，并于脾则思，并于肾则恐。"《灵枢·本神》云："肝藏血，血舍魂，肝气虚则恐，实则怒。……心藏脉，脉舍神，心气虚则悲，实则笑不休。"人之情志，皆因五脏气之气的不同所致。

甚至连"梦"这样的精神现象，其本质也在气。《素问·脉要精微论》云："阴盛则梦涉大水恐惧，阳盛则梦大火燔灼，阴阳俱盛则梦相杀毁伤；上盛则梦飞，下盛则梦堕；甚饱则梦予，甚饥则梦取；……"不管这个解释是否准确可靠，但中国古人并没有离开物质之气去谈抽象的精神，这是值得称许的。是故李东垣说："气乃神之祖，精乃气之子。气者，精神之根蒂也。"[①]（《脾胃论》）我们在临床中观察，以脉象断人的性格、精神状态和饮食偏好，颇有验者，甚至判断病人的有梦无梦、做梦的类型，也有相当的准确率。比如脉两寸浮大、两尺沉弱者，病多上实下虚，"上盛则梦飞"，故病人往往有飞腾之梦。治以降气补肾、敛神藏精之法，数剂之后，脉象变化，病人即随之不再梦飞。只此一例，可见中医学"言天验人"之说，实非虚语。

4. "气"运动不息。鉴于自然界风、云、烟、雾的活泼多动、变幻无常，古人意识到气是具有相当活力、生机勃发、运动不息的物质，由气所构成的整个自然界也因此处在不停的运动、变化之中。《素问·六微旨大论》云："气之升降，天地之更用也……升已而降，降者谓天；降已而升，升者谓地。

天气下降，气流于地；地气上升，气腾于天。故高下相召，升降相因，而变作矣。"天地之气的升降出入，从而引发整个天地间各种各样的变化。

气的运动带有普遍性。《素问·六微旨大论》云："升降出入，无器不有。"气的运动使整个自然界充满了活力，在永不停息的运动中，既孕育产生无数新事物，并使之成长、壮大；同时，也推动着旧事物，使之逐渐衰退、凋谢、消亡。故《素问·五常政大论》说："气始而生化，气散而有形，气布而蕃育，气终而象变，其致一也。"

5. "气"是联系天地万物的中介。 如上所言，天地间万物，虽形态各异，本质上皆从一气而来，故天地万物，本质是相通的。万物皆有升降出入，与外界进行能量信息和物质的交换，而气既是升降出入和能量信息物质交换的主要内容，也是交换的媒介。"万物相加而为胜败，莫不发于气。"（《鹖冠子·环流》）故万物的生灭变易，物与物之间的联系和感召，皆通过"气"这个桥梁。

三、论"气化"与"气化学说"

如上所论，气是一种弥漫于天地之间，运动不息，无处不在，可以感知，却难以把捉，构成世界万物的本原物质。气运动不息，变化不止，也同时推动世界万物的变化，这就是"气化"。古人在生产生活中，观察到各种各样的"气"，也逐渐体会到各种"气化"现象。水遇热而化为气，热气上腾；气遇寒而化为水，雨水下降；水在寒冬凝结为冰雪，冰雪遇热变回到水。这些现象都很容易让人联想到有形与无形、形与气之间的相互转化现象。有生之物，皆始于微细无形之物，逐渐生长壮大，而后死亡，又复回归于无形。这些都是气化现象。

"气化"一词，《内经》中多见于"七篇大论"。如《素问·天元纪大论》云："物生谓之化，物极谓之变，阴阳不测谓之神，神用无方谓之圣。

夫变化之为用也，在天为玄，在人为道，在地为化，化生五味。"又如《素问·六元正纪大论》云："厥阴所至为生、为风摇，少阴所至为荣、为形见，太阴所至为化、为云雨，少阳所至为长、为番鲜，阳明所至为收、为雾露，太阳所至为藏、为周密，气化之常也。"这里的"气"，是指"六气"，"气化"也就是"六气"的运动变化。

除"七篇大论"外，《素问》仅"灵兰秘典论"一见，其曰"膀胱者，州都之官，津液藏焉，气化则能出矣。"王冰注曰："位当孤府，故谓都官。居下内空，故藏津液。若得气海之气施化，则溲便注泄；气海之气不及，则闷隐不通，故曰'气化则能出矣'。"按王冰的意见，这里的"气化"是"气海之气施化"。张景岳亦本此说，认为"气化之原，居丹田之间，是名下气海，天一元气，化生于此。元气足则运化有常，水道自利，所以气为水母，知气化能出之，则治水之道，思过半矣。"（《类经》卷三）《灵枢》中未见"气化"一词。

虽然"气化"一词并不多见，然所有论"气"之运动变化的地方，皆可以说是在讲"气化"。再考虑到，阴阳是气之阴阳，五行是气之五行，"六气"是六种"气"，人之五脏是禀五行之气而化生，天人相应是气之相应，那么，可以说"气化学说"在《内经》中无处不在。气化的形式，主要有如下4种：①气与形之间的转化。②形与形之间的转化。③气与气之间的转化。④有形之物自身的不断变化。

孟庆云先生指出："气化学说的特色有四：一是重视时间因素，气化是一个过程，渐变为化，剧化为变，在生命世界中，气化的生命过程是不可逆的，故《内经》两次论及'神转不回'；二是气化规律的普适性，认为天人一体皆从气化；三是认识方法的惟象的特征，气化理论不是来自解剖的分析，而是依'象'的认知方式推揣而来；四是观察推理始终贯穿着动态观念，以此

'气化流行，生生不息'。"① 其说可取。其中，"认识方法的惟象的特征"更是一语道出了象思维与气化学说之密切关系。

第二节　传统气化学说的气化动力初探②

我们知道，任何变化的发生，必定有其动因。"气化"也是这样，它不会无缘无故的发生，也需要动力，这就是我们所谓的"气化动力"问题。这个问题非常重要，但是很少引起学者们的注意和研究。古代的学者，也多语焉不详。比如张载云："太虚不能无气，气不能不聚而为万物，万物不能散而为太虚。循是出入，是皆不得已而然也。"③ 所谓"是皆不得已而然也"，其实只是一种比较蒙混的说法，回避了关于这个问题的进一步讨论。

众所周知，《易经》是讲变化之道的书。《易经》之"易"有三义：①变易；②简易；③不易。《易经》的精髓正是"变易"与"不易"的"易简"之道，所以《易经》中有大量关于万物变化之道的原理。从《系辞》的记载来看，孔子应是非常重视变化之道的。如"子曰：知变化之道者，其知神之所为乎？"（《系辞上》）在后面，孔子又说："穷神知化，德之盛也。"（《系辞下》）这把搞清万物变化的道理誉为最高的德行，是值得称许的。

《易经》推崇变化革新之道。如"易，穷则变，变则通，通则久。"（《系辞下》）"《易》之为书也不可远，为道也屡迁。变动不居，周流六虚，上下无常，刚柔相易，不可为典要，唯变所适。"（《系辞下》）总之，作为文化正统的儒家，很强调变化之道，这势必对整个传统"气化"学说产生深远的影响。这里我们首先探讨《易经》中有关"气化动力"的论述，然后再进一步

---

① 孟庆云. 论气化学说［J］. 中医杂志，2007（5）：1－2.

② 按，本篇相关内容，我们有"气化动力初探"一文，参见《中医学报》。

③ 宋·张载. 张载集［M］. 北京：中华书局，1978：3.

探讨《内经》中关于"气化动力"的论述。

一、《易经》中关于气化动力的论述

《易经》解释变化的动力，主要有两个角度。

第一，阴阳的对立与相互作用。"刚柔相推，变在其中矣。"(《易经·系辞下》)这句话可以说是总纲：阳刚阴柔，阴阳的相互作用，是推动变化的根本动力。书中给出大量的例子：

"水火相逮，雷风不相悖，山泽通气，然后能变化，既成万物也。"(《说卦传》)

"在天成象，在地成形，变化见矣。是故刚柔相摩，八卦相荡。鼓之以雷霆，润之以风雨；日月运行，一寒一暑。乾道成男，坤道成女。乾知大始，坤作成物。"(《易经·系辞上》)

"天地细缊，万物化醇；男女构精，万物化生。"(《易经·系辞下》)

其中刚柔、水火、雷风、山泽、天地、雷霆、风雨、日月、寒暑、男女皆两两相对之物，一阴一阳，相互推荡，故生变化。其中又可以分为两种情况：

（1）卦象的阴阳爻相反，如刚柔（乾刚坤柔，☰☷）、水火（坎离，☵☲）、雷风（震巽，☳☴）。日月、寒暑、男女亦属此类。

（2）卦象位置相反相对，如雷霆（震艮，☳☶。尚秉和曰："雷出自地。阳自下出上。故震为雷。覆之则阳在上为艮。霆自上下击。故艮为霆。"①）、风雨（巽兑，☴☱。尚秉和曰："阴在下为巽风，覆之则阴在上为兑雨。"②）。

第二，气与气的"感应"。所谓感应，《周易要义》解释道："感者动也，

---

① 尚秉和．周易尚氏学［M］．河南：中州古籍出版社，1994：357－358.
② 尚秉和．周易尚氏学［M］．河南：中州古籍出版社，1994：357－358.

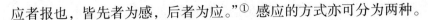

应者报也，皆先者为感，后者为应。"① 感应的方式亦可分为两种。

（1）同类相感。因为所禀之"气"相同或者相近，所以能够相互感应。

如"同声相应，同气相求；水流湿，火就燥，云从龙，风从虎。圣人作而万物睹。本乎天者亲上，本乎地者亲下，则各从其类也。"（《周易·乾·文言》）

《周易要义》对这句话进行了很好的解释，其曰："同声相应者，若弹宫而宫应，弹角而角动是也。同气相求者，若天欲雨而柱础润是也。此二者，声气相感也。水流湿，火就燥者，此二者以形象相应。水流于地，先就湿处；火焚其薪，先就燥处。此声气水火皆无识而相感，先明自然之物，故发初言之也。云从龙，风从虎者，龙是水畜，云是水气，故龙吟则景云出，是云从龙也；虎是威猛之兽，风是震动之气，此亦是同类相感，故虎啸则谷风生。是风从虎也。此二句，明有识之物感无识，故以次言之，渐就有识而言也。"②

（2）异类相感。因所禀之气相异而相互吸引，如男女之间的相互感通是也。"在天成象，在地成形，变化见矣"（《易经·系辞上》），亦属此类。

关于异类相感，《周易要义》云："亦有异类相感者，若磁石引针，琥珀拾芥，蚕吐丝而商弦绝，铜山崩而洛钟应，其类烦多，难一一言也。"③

以上两种感应现象，皆有事实依据。然不管是同类相感，还是异类相感，一般而言，相感的前提都是某种相似和相通性。同类相感，其相似性固不待言。而异类相感，如男女之相感，磁石之南北相吸，虽曰异性相吸，实际上也是需要共通的属性，否则风马牛不相及，感应无法发生。

---

① 宋·魏了翁. 周易要义［M］//影印文渊阁四库全书·经部第 18 册. 台湾：台湾商务印书馆，1986：141.

② 同上。

③ 同上。

以上两类作用，都能推动事物的变化。其中异类相感现象，主要偏重事物之间的矛盾和对立，强调对立面之间的相互作用是推动事物发展的根本动力。而同类相感现象，主要强调事物之间的同一性、和谐性，同一性是维持事物和谐的主要力量。两个方面结合起来，与矛盾统一律相类似，构成了事物变化动力的比较完整的理论体系。而两个方面的作用，都可以归结为阴阳间的相互作用。这一点，与第五章"阴阳的相互关系"合参自知，兹不细论。

二、《黄帝内经》中关于气化动力的论述

《内经》中关于气化动力的论述，继承了《易经》的思想，既强调阴阳的相互作用是推动事物发展变化的根本原因，又注重气与气之间的感应。

第一，阴阳的相互作用。《内经》中反复强调，阴阳是天地万物变化的根本动力，"阴阳者，天地之道也，万物之纲纪，变化之父母，生杀之本始，神明之府也"（《素问·阴阳应象大论》）。并以各种对立的现象，如阴阳、寒热、表里、虚实、燥湿、清浊、营卫、气血、脏腑等作为根本原因来解释天地万物和疾病的发生发展与治疗方法，这一点可以说与《易经》一脉相承。

第二，气与气的感应。同样地，《内经》也强调各种"感应"现象，强调人要顺天应时。如：

"春夏养阳，秋冬养阴，以从其根，故与万物沉浮于生长之门。"（《素问·四气调神大论》）

"故智者之养生也，必顺四时而适寒暑，和喜怒而安居处，节阴阳而调刚柔。如是则僻邪不至，长生久视。"（《灵枢·本神》）

生病的原因曰"外感六淫""感冒邪气"，以人之本身禀赋为本，同气相感，因而受病。如寒盛之人，感寒气则病；湿胜之人，感湿气则病。寒气盛者秋冬病增，热气盛者春夏病剧。亦不外乎《易经》"同声相应，同气相求；

水流湿，火就燥"之意，皆"同类相感"也。

至于体质寒者喜温热，体质热者喜寒凉，寒气盛者春夏则愈，热气盛者秋冬则愈，这属于"异类相感"的范畴。

那《内经》关于气化动力的问题，是否有自己的创新点呢？我们认为，答案是肯定的。《内经》最富创意的一个观点是"阳化气，阴成形"（《素问·阴阳应象大论》）。这句话点出了"形"和"气"之间转化的关键在于阴阳的作用：阳能让"形"转化为"气"，阴则能让"气"凝聚成形。为什么呢？张景岳解释道："阳动而散，故化气；阴静而凝，故成形。"① 这是一个很形象的解释，有利于我们理解原文。我们知道，阴阳有很多具体类型。以寒热论阴阳，则寒为阴，热为阳。很多种物质都有气、液、固三态，一般来说，温度最高时为气态，其次是液态，温度低于凝固点时才是固态。这是对"阳化气，阴成形"最好的解释。其次，以燥湿论，燥为阳，湿为阴。我们知道，湿气重的患者，很容易水肿；燥气盛的患者，则容易干枯。这也是一个很好的例子。再以通塞论，阳主疏通，阴主闭塞。凡气血瘀滞之处，很容易臃肿（成形，如各种增生、结节、囊肿），而疏通气血，则臃肿消失（化气）。另外，从功能和物质的角度看，阳偏向功能和运动，阴偏向物质和形体。故"阳化气，阴成形"也能说明形质和能量之间的转化。爱因斯坦著名的质能方程式 $E = m \cdot c^2$，E 表示能量，m 代表质量，而 c 则表示光速。该方程表明，质量就是隐藏的能量，能量就是外显的质量。故"阳化气，阴成形"这句话，有很大的科学潜容性，也很能指导中医的临床实践。近年来有不少学者基于"阳化气，阴成形"理论，对于肿瘤、肥胖等病治疗思路进行

---

① 明·张景岳. 类经［M］//张景岳医学全书. 北京：中国中医药出版社，1998：27.

了探讨，有兴趣者可以参考相关文献①。

另外，关于"阳化气，阴成形"，有一点应该特别引起重视，就是这里的阴阳包括寒热，但不仅仅是说寒热。中医的阴阳无所不包，凡气血、营卫、脏腑、表里、上下、寒热、燥湿、虚实、邪正等，皆可以阴阳划分。近年来，医界有不少同仁，因为没有搞清楚寒热和阴阳的关系，把阴阳简单等同于寒热，把扶阳简单理解为使用温热药，其治肿瘤，亦以"阳化气，阴成形"为说，滥用干姜、肉桂、附子等热药，甚至提出所谓"百病生于寒"之类的谬论，违背了中医"辨证论治""调和致中""阴平阳秘"的根本精神，影响恶劣，应该引起医界同仁的关注。

三、传统气化学说的局限

如上所述，传统气化学说中关于气化动力的论述内容丰富，达到非常高的思维水平，值得我们的重视和发掘。本节我们换一个角度，来探讨一下传统气化学说的局限性。我们认为，传统气化学说的局限性主要有如下几个方面。

1. 对气缺乏精确的定义，故其内涵和外延都不够清晰。比如气的种类有哪些？不同类型的气，其本质区别何在？能否对气进行客观测量和量化分析？传统的气化学说并没有现成的答案，似乎古人也并不关心这个问题，只要把问题归结到气，就可以套用阴阳五行来说理，其他的似乎都"不证自明"，不再进一步讨论了。如果我们从"道生一，一生二，二生三，三生万物"（《老子》）这个生成序列来看，开始只有一种气，后来化生出两种气，可以称之为阴阳二气。那么这阴阳二气的本质差别何在？是一种气的两种状态，

---

① 相关文献如：丁井永、郑瑾、任秦有等"试论'阳化气，阴成形'与老年肿瘤"；刘锋、刘浩"从'阳化气，阴成形'反思中医治疗肥胖症的误区"；张卫华、于天启、杨宏光"基于'阳化气，阴成形'理论探讨恶性淋巴瘤的中医证治"等。

还是两种本质不同的气？恐怕不同的人会给出不同的答案。另外，把万物之差异归结为其所禀之气的差异，这是一个看似合理的解释，但这个解释显然太过粗糙了。如果说；两千年前的中医前辈们尚可以接受这样一个解释，那么，在科技发达的今天，这个解释确实不太让人满意。

2. 疏于实测，缺乏量化关系考量。 比如，古人早就提出"阳化气，阴成形"这样的观点，却疏于实际的测量。故对不同物质的"气化"条件，始终没有一个量化的结论。比如说，水在什么温度下结冰，在什么温度下沸腾，在什么温度下气化，这对于古人来说都是未知的。

3. 论证方式依靠"类推"，逻辑不严密，不少观点牵强附会，甚至自相矛盾。 比如说本书第二章中关于"清升浊降"理论中的悖论即是一例。又如古人早就发现磁偏角的问题，但解释却比较牵强。如清·陈元龙《格致镜原》说："磁石磨针则能指南，然常偏东，不全南也。……盖丙为火，庚辛金受其制，故如是，物类相感耳。"① （《格致镜原》卷四十九）这样似是而非的解释，会妨碍人们进一步探求原因，甚至还不如没有解释。

4. 关于气化的过程问题。 传统中医典籍不仅对"气化"的动力问题认识比较粗糙，对气化的具体过程亦是模糊不清。比如说，吃进去的食物，如何变为人体的气、血、津液呢？中间有些什么环节？每个环节都发生了什么事情？《内经》的描述是："食气入胃，散精于肝，淫气于筋。食气入胃，浊气归心，淫精于脉。脉气流经，经气归于肺，肺朝百脉，输精于皮毛。毛脉和精，行气于腑。腑精神明，留于四藏" "饮入于胃，游溢精气，上输于脾。脾气散精，上归于肺，通调水道，下输膀胱。水精四布，五经并行。" （《素问·经脉别论》）很明显，《内经》的描述过于粗糙了，很难让人满意。

正因为这样，医界有不少人士对"气"化学说持怀疑，甚至否定态度。

---

① 　清·陈元龙.格致镜原［M］//影印文渊阁四库全书·子部第0338册.台湾：台湾商务印书馆，1986：1027－1032.

比如已故中医学家姜春华教授对气化学说基本持否定态度，他说："气化学说有玄虚乏实之嫌，……其说无聊。"①

第三节 论"气"与阴阳的关系

在第一章中，我们指出，阴阳的本质是"二元关系"，两者以对待言，互为存在的前提。阴阳可以划分为"抽象阴阳"与"具体阴阳"。"具体阴阳"，一般而言，是某种属性上的两种对立的状态，对应着属性值的偏大和偏小状态。而在本章中，我们讨论了气是一种弥漫于天地之间、运动不息、无处不在、可以感知，却难以把捉的构成世界万物的本源物质。世界万物的差别，可以归结为其所秉之气的差别。气化的动力，来源于与阴阳的相互作用。一般来说，一个事物往往会具有多种属性，这些本质不同的属性，可以归结为不同的气。由此我们可以得出如下推论。

1. "具体阴阳"描述的是事物在某种气（属性）上的对立统一态。

2. "复合阴阳"描述的是事物多种气（包含多种具体属性）之间的对立统一态。

3. "抽象阴阳"是对不同"具体阴阳"的抽象，因而抽象阴阳统摄不同的气的对立统一态。

4. 气化有两大动力：①阴阳的对立与相互作用。②气与气的"感应"。而两者皆可以用阴阳的关系来表示。

总而言之，气是构成世界万物的本源物质，而阴阳既是不同的气，也可以是同一种气的两种不同状态。气的变化由阴阳的相互作用所推动，而气化的状态或结果也由阴阳的变化所体现。

---

① 沈敏南 . 姜春华研究《伤寒论》之特色［J］. 中医杂志，1994，35（1）：8.

第八章　阴阳与"四象"①

　　"四象"之说出于《易经》，而对《内经》藏象理论的形成有重要影响。《内经》中有两种"四象"与四季的对应方法。

　　1. 以春为少阳，夏为太阳，秋为少阴，冬为太阴。此说广泛见于医家之外的各种典籍，故为"四象"说之"正统"。

　　2. 以春为少阳，夏为太阳，秋为太阴，冬为少阴。此说仅见于医书之中。

　　相应地，《内经》中有两种"四象"与五脏的对应方法：

　　1. 以肝为少阳，心为太阳，肺为少阴，肾为太阴。

　　2. 以肝为少阳，心为太阳，肺为太阴，肾为少阴。

　　对于这两种配法之间的矛盾，虽古今医家议论纷纷，但迄今为止，还没有得到有效的解决。如《素问·六节藏象论》曰"肺者，……为阳中之太阴，通于秋气。"林亿新校正云："按，'太阴'，《甲乙经》并《太素》作'少阴'，当作'少阴'。肺在十二经虽为太阴，然在阳分之中，当为少阴也。"② 当代学者张效霞等亦主此说③。此说初看有理，但仔细研究之后不难发现，《内经》肺肾太少之异，实根于秋冬太少之异。而秋为太阴、冬为少

---

　　① 按，本章内容的主体已由《云南中医学医学报》发表，参见：王正山、张其成"正统四象说"与"医家四象说"相关问题辨析。

　　② 唐·王冰. 重广补注黄帝内经素问［M］//王冰医学全书. 北京：中国中医药出版社，2006：67.

　　③ 张效霞. 脏腑真原［M］. 北京：华夏出版社，2010：90.

阴之说，在《内经》《甲乙经》中皆有记载，并非偶然，故不容忽视。而清·尤怡则认为，《素问·六节藏象论》"以肺为太阴，肾为少阴者，举其经之名"；《灵枢·九针十二原》"以肺为少阴，肾为太阴者，以肺为阴脏而居阳位，肾为阴脏而居阴位也。二经之不同如此"[①]。此说显然不通。若《素问·六节藏象论》是"举其经之名"，则肝当为"厥阴"、心当为"少阴"，一段之中，明显前后矛盾，逻辑不一。此外尚有种种讹谬之说，总属逻辑不清。

本章中我们将对中医"四象"相关问题进行系统梳理，兹分论如下。

第一节　论阴阳与"四象"

"四象"之说，出于《易经·系辞》，其载："《易》有太极，是生两仪，两仪生四象，四象生八卦。"对此，孔颖达的解释是："太极谓天地未分之前，元气混而为一，即是太初太一也。故老子云'道生一'即此太极是也。又谓混元既分，即有天地，故曰'太极生两仪'。即老子云'一生二也'。不言天地，而言两仪者，指其物体，下与四象相对，故曰两仪，谓两体容仪也。'两仪生四象'者，谓金、木、水、火，禀天地而有，故云两仪生四象，土则分王四季，又地中之别，故唯云'四象'也。"[②] 这里的"四象"，指明为金、木、水、火，上应天之四时，下应地之四方。太极、两仪、四象、八卦……，展示了阴阳的一个无限可分序列。对阴阳的可分性，《内经》有清晰的表述，其曰："阴阳者，数之可十，推之可百，数之可千，推之可万，万之大不可

---

① 清·尤在泾. 医学读书记［M］//尤在泾医学全书. 北京：中国中医药出版社，1999：329.

② 唐·孔颖达等. 周易正义［M］//十三经注疏. 上海：上海古籍出版社，1997：82.

胜数。"①

简单而言，"四象"就是阴阳的再分阴阳。凡可以分阴阳的东西，也都可以分"四象"。以一年分阴阳，则春夏为阳，秋冬为阴。春夏再分阴阳，则春为少阳，夏为太阳；秋冬再分阴阳，则秋为少阴，冬为太阴。这是一般的分法，我们称之为"正统四象说"。《内经》中却还有另外一种分法，以秋为太阴、冬为少阴。那么两种分法，其根源何在？应该两存之，还是应该单取一说呢？我们下面分别探讨。

第二节　论"正统四象说"

由上所论，"正统四象说"以春为少阳，夏为太阳，秋为少阴，冬为太阴。

春天气候由寒转温，阳之生也，故为"少阳"。《说文》曰："少，不多也。"少，通"小"。故"少阳"也就是"小阳"，幼小之阳，乃阳气初生时候的状态。

夏季气候由温而热，阳之盛也，故曰"太阳"。"太"通"大"，故"太阳"也就是"大阳"，壮盛之阳，乃阳气盛极时候的状态，亦称"老阳"。

秋季气候由热转凉，阴之生也，故为"少阴"，"少阴"也就是"小阴"，幼小之阴，乃阴气初生时候的状态。

冬季气候由凉转寒，阴之盛也，故曰"太阴"。"太阴"也就是"大阴"，壮盛之阴，乃阴气盛极时候的状态，又称"老阴"。

又，凡物之发展，皆由少而壮、由壮而老，故自少阳而后有太阳，自少阴而后有太阴，此一定之理也。"正统四象说"，与四时阴阳的变化最为符

---

① 山东中医学院. 黄帝内经素问校释 [M]. 北京：人民卫生出版社，1982：98.

合，故广泛见用于医家之外的各种典籍。

《汉书·历律志》曰："以阴阳言之，太阴者北方，北，伏也。阳气伏于下，于时为冬……太阳者，南方，南，任也。阳气任养物，于时为夏。……少阴者西方，西，迁也。阴气迁落物，于时为秋。……少阳者东方，东，动也，阳气动物，于时为春。"①

晋·张华《博物志》卷一论"五方人民"曰："东方少阳，日月所出，山谷清，其人佼好。西方少阴，日月所入，其土窈，其人高鼻深目多毛。南方太阳，土下水浅，其人大口多傲。北方太阴，土平广深，其人广面缩颈。"②

总之，春为少阳，夏为太阳，秋为少阴，冬为太阴，明白易知，故为四象说之"正统"学说。

又，根据"阴阳互根"的原理，阳生于阴，阴生于阳，春为阳气之少，故一般称春为"阴中之少阳"；秋为阴气之少，故一般称秋为"阳中之少阴"。

第三节 论"医家四象说"

《内经》论四季之太少阴阳，除了用"正统四象说"外，尚有其特殊之处。如《素问·四气调神大论》曰："逆春气，则少阳不生，肝气内变。逆夏气，则太阳不长，心气内洞。逆秋气，则太阴不收，肺气焦满。逆冬气，则少阴不藏，肾气独沉。"③ 显然以春为少阳，夏为太阳，秋为太阴，冬为少阴。《素问·六节藏象论》亦云："心者，……为阳中之太阳，通于夏气。肺者，……为阳中之太阴，通于秋气。肾者，……为阴中之少阴，通于冬气。

---

① 汉·班固. 汉书（四）[M]. 北京：中华书局，1962：971.
② 范宁. 博物志校正 [M]. 北京：中华书局，1980：12.
③ 山东中医学院. 黄帝内经素问校释 [M]. 北京：人民卫生出版社，1982：29.

肝者，……此为阳中之少阳，通于春气。"① 亦持此说。

秋者为阴之始，而曰"太阴"；冬为阴之极，反称"少阴"，此种说法，仅见于医家，故以下我们简称为"医家四象说"。其中原因，古今医家罕有能说清者。以我们所见资料，以刘宝义博士之说较为可取，兹转述其观点之于下。

刘宝义博士基于外为阳、内为阴，"阳注于阴，阴满之外"，以"天气来入者为阳，地气外出者为阴"② 为前提，推出如下图 8 – 1 所示的阴阳的四时变化模式③。

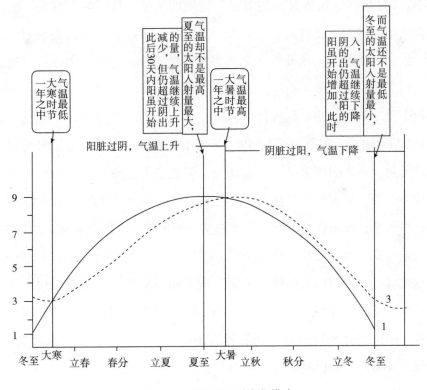

图 8 – 1　阴阳的四时变化模式

①　山东中医学院．黄帝内经素问校释［M］．北京：人民卫生出版社，1982：143.

②　刘宝义．阴阳五行原理与藏象经络实质初探［D］．山东中医药大学，2003：17.

③　刘宝义．阴阳五行原理与藏象经络实质初探［D］．山东中医药大学，2003：17 – 19.

图中实线为阳，虚线为阴。实线代表太阳的入射量，虚线代表地热的散失量。天阳的入量是始动因素，阳生则阴长。一旦太阳远去了，地阴也就随之消藏。所以阴阳两曲线基本平行，但又有小的差异，并非完全同步。这个差距大概是一个月的时间，以周天三百六十度言，大约是三十度的差距①。有了这个前提，则不难解释阴阳虚实的道理："在内的阴气外出过多为'阴盛'，……在内的阴气外出不及为'阴虚'，……在外的阳气内入过多为'阳盛'，……在外的阳气内入不及为'阳虚'。"② 基于这样的理解，不难推出"春阴虚、夏阳盛、秋阴盛、冬阳虚"这样的结论。秋天阴气盛极，故曰太阴；夏天阳气盛极，故曰太阳；冬天阴阳俱少，而以阴气外出大于阳气之入为主，故曰"少阴"；春天阳气之入大于阴气之出，故曰"少阳"。刘氏此说，明白易知，且与事实相符，值得学者关注。

换个角度来讲，亦不难解释。《素问·阴阳应象大论》曰："阳化气，阴成形""阳生阴长，阳杀阴藏"。以一年四季的物候而论，天之阳气为阳，地之草木为阴。春天阳气来复，气候渐温，万物复苏，草木抽枝布叶，阳之生也，故为少阳；夏天气候炎热，万物滋荣，草木盛长，阳之盛也，故曰太阳。秋天秋高气爽，风霜收杀万物，草木成实，硕果累累，阴之盛也，故曰太阴；冬天气候冷冽，冰雪盖地，草木凋零，阴之削也，故曰少阴。

由此可见，阴阳的运用极其灵活，从不同的角度看，就能得到不同的结论。正如"正统四象说"与"医家四象说"，因为对阴阳的定义不同，故所观察到的阴阳变化规律有异，两者皆有道理，故两存之可也。倘固执一说，必以秋为少阴，或必以秋为太阴，则非也。

---

① 刘宝义. 阴阳五行原理与藏象经络实质初探［D］. 山东中医药大学，2003：20.

② 刘宝义. 阴阳五行原理与藏象经络实质初探［D］. 山东中医药大学，2003：8.

第四节 《黄帝内经》五脏应"四象"的两种方式探讨

中医论脏腑之阴阳，以五脏为阴，六腑为阳。阴阳之中，可再分阴阳。所以，五脏亦可以再分阴阳。五脏划分阴阳，其依据是什么呢？古人不可能搞化学分析，也没有显微镜、放大镜，所以其方法必然是基于肉眼可见的脏腑位置、形态和经简单观察可知的脏腑功能之上的"类推"。我们知道古人划分阴阳的理论依据，也知道古人划分脏腑阴阳的结论，故可以反过来推知古人划分五脏阴阳的方法。

先看位置： 从位置看，上为阳，下为阴；外为阳，内为阴。心、肺居膈上，故为阳；肝、脾、肾居膈下，故为阴。再进一步看，心肺皆居膈上，而肺位最高，按照"上为阳，下为阴""左为阳，右为阴"这个规则，那么应该是肺为阳中之阳（太阳），心为阳中之阴（少阴）。这与《内经·金匮真言论》"阳中之阳，心也；……阳中之阴，肺也"的分类不合。由此反推，可知《内经》分五脏之阴阳，并非依据位置。

再看形态和功能： 在五脏里面，肺和心空腔相对较多，密度相对较小，轻升浮而居膈上，故为阳；肝、脾、肾则密度较大，重浊下沉，而居腹中，故为阴。心肺皆动（心跳动，肺开阖），肾、肝、脾皆静，亦表明心肺为阳，肾脾肝为阴。

再分心肺之阴阳：心为单一脏器，而肺有"两耳"，因奇数为阳，偶数为阴，故心当为阳中之阳，肺当为阳中之阴。又，心搏动不止，其速度较快；肺开阖不休，而其速度较慢，速者为阳，迟者为阴，亦表明心当为阳中之阳，肺为当阳中之阴。合此二因，心为阳中之阳，肺为阳中之阴，当无疑义。

再说肝、脾、肾之阴阳：脾为单一脏器，肝有七叶，肾有两枚。（按，《难经·四十二难》曰："肝……左三叶，右四叶，凡七叶，主藏魂""肾有两枚，……主藏志""脾重二斤三两，扁广三寸，长五寸，有散膏半斤，主裹血，温五脏，主藏意。"① ）根据奇数为阳，偶数为阴，故肝、脾当为阳，肾当为阴。由此，肾为阴中之阴，当无疑问。那么，剩下的就是肝、脾两脏，谁属少阳的问题？我们知道，在四季之中，少阳属春，五行应木；肝叶多，其体柔软，象木，故当为阴中之阳。

这样的分类，基于简单的解剖和观察推理即可实现，因此，《内经》给出结论说："背为阳，阳中之阳，心也；背为阳，阳中之阴，肺也；腹为阴，阴中之阴，肾也；腹为阴，阴中之阳，肝也。"② （《素问·金匮真言论》） 如果再进一步演化，就成了如下的结论："阳中之少阴，肺也。……阳中之太阳，心也。阴中之少阳，肝也。……阴中之太阴，肾也"③ （《灵枢·九针十二原》）。《灵枢·阴阳系日月》亦云："心为阳中之太阳，肺为阳中之少阴，肝为阴中之少阳，……肾为阴中之太阴。"④ 另外，《五行大义》所引《内经》之条文中亦以肺为少阴，肾为太阴，正与此合⑤。

至此，"四季"春、夏、秋、冬，与肝、心、肺、肾的关系就确定下来了，这是基于"正统四象说"得到的结论。

如前所论，"四象"与四季相配，有两种方法，其中"医家四象说"与"正统四象说"不同之处在于，"医家四象说"把秋当作太阴，冬当作少阴。相应地，《内经》中衍生出肺为太阴，肾为少阴这种配法。

由此，我们可以推论，在《内经》里的两种四象说中，"正统四象说"更为本源（只有基于"正统四象说"，我们才能够得出与《内经》一致的四脏—四时关系。反之则很困难），而"医家四象说"则属后起。

至此，我们知道，五脏的阴阳属性是可以简单地基于脏腑形态和功能等推出的。而且，我们也回答了《内经》两种五脏应"四象"配属差异的根源所在。

① 清·叶霖. 难经正义 ［M］. 北京：人民卫生出版社，1990：81－82.

② 山东中医学院. 黄帝内经素问校释 ［M］. 北京：人民卫生出版社，1982：55.

③ 河北医学院. 灵枢经校释（上册）［M］. 北京：人民卫生出版社，1982：29.

④ 同上，第4页。

⑤ 王正山，张其成.《五行大义》引《内经》考 ［J］. 中华医史杂志，2013，43（4）：227.

第九章　阴阳与五行

　　五行与阴阳关系极为密切，两者共同构成的阴阳五行学说，是中国传统哲学中影响最为广泛和深远的基础性学说之一，对中国古代的思维模式和世界观、方法论等都有着根本性的影响。正如顾颉刚先生所云："五行是中国人的思维律，是中国人对于宇宙系统的信仰。"①中医自《内经》时代起，就把阴阳五行作为最核心的理论模型，用于解释人体的生理、病理现象和解释药物的作用归经，并用于指导诊疗，沿用至今。然而近代以来，对阴阳五行学说的反思和批判意见却越来越多。梁启超先生曾说："阴阳五行说，为两千年来迷信之大本营。直至今天，在社会上犹有莫大势力。"②范文澜先生也说："直到现在，任何中国人，把他头脑解剖一下，量的多少固没有定，'五行毒'这个东西却无疑地总可以找出来。"③张岱年先生认为，五行学说"内容多牵强附会，烦琐殊甚……实无多少价值"④。五行学说对中医藏象、药性及诊断、治则等方面影响极其重大，非本论文所能及。本章中，我们仅对五行学说的核心内容及其与阴阳的关系进行讨论。

---

　　① 顾颉刚．五德终始说下的政治与历史．[M]//顾颉刚．古史辨·第五册．上海：上海古籍出版社，1982：404.

　　② 梁启超．阴阳五行说之来历．[M]//顾颉刚．古史辨·第五册．上海：上海古籍出版社，1982：343.

　　③ 范文澜．与颉刚论五行说的起源．[M]//顾颉刚．古史辨·第五册．上海：上海古籍出版社，1982：641.

　　④ 张岱年．中国哲学大纲[M]．北京：生活·读书·新知三联书店，1983：143.

第一节　论五行的基本属性

一、论五行的本义

何谓五行？普通高等教育"十五"国家级规划教材《中医基础理论》的定义是："五行，即木、火、土、金、水五种物质及其运动变化。五行中的'五'，指由宇宙本原之气分化的构成宇宙万物的木、火、土、金、水五种基本物质；'行'，指这五种物质的运动变化。"[①] 目前中医高校通用的《中医基础理论》（五版教材）定义是："五行，即是木、火、土、金、水五种物质的运动。我国古代人民在长期的生活和生产实践中，认识到木、火、土、金、水是不可缺少的最基本物质，故五行最初称作'五材'。"[②] 这是目前学界比较公认的定义，两者略有不同，但都认为木、火、土、金、水是五种基本物质（前者认为五行是构成宇宙万物的五种基本物质，后者则认为五行是生活和生产实践中不可缺少的五种基本物质），并认为五行是这五种物质的运动变化。这个定义存在如下问题：

1. 木、火、土、金、水，是否是五种"物质"？

2. 认为中国古人把木、火、土、金、水当作构成宇宙万物的基本物质，或者生产实践中不可缺少的五种基本物质，是否符合古人认识事物的方法？

3. 把"行"定义为运动变化，是否抓住了本质？

对于第一个问题，答案显然是否定的。如果说，木、土、金、水还勉强可以说是物质的话，那么火有形而无质，充其量只是一种现象（其本质是一种"氧化反应"），虽然有其物质基础——可燃物质和氧气，但是，火不是可

---

① 孙广仁. 中医基础理论 ［M］. 北京：中国中医药出版社，2002：48.

② 印会河. 中医基础理论 ［M］. 上海：上海科学技术出版社，1984：18.

燃物质，也不是氧气，也根本不是"物质"。把中国古人所谓的"物"理解为"物质"，实际上是以偏概全。李约瑟《中国古代科学思想史》指出，"用'要素'或'元素'这种名称来解说'行'字，我们总会觉得它于义不足。'行'字的来源，……其字形上最初所表示的，就有'运动'的含义。如陈梦家所说，五'行'是五种强大力量的不停循环的运动，而不是五种消极无动性的基本物质"①。其说可谓有见，而我们通行的教材的认识，反而不如一个外国人在 20 世纪早期的水平，不能不让人惋惜。

对于第二个问题，答案也是否定的。古人只是把木、火、土、金、水五材作为五种日用所需之物，而没有把它们当作构成宇宙万物的基本物质。《左传·襄公二十七年》载："天生五材，民并用之，废一不可。"《左传·昭公二十五年》载："生其六气，用其五行。"《国语·鲁语》载："地之五行，所以生殖。"皆以五行为日用所需，而非构成宇宙万物的五种基本物质（元素）。

关于万物起源的问题，先秦诸子之中，以道家所论最精，以气作为世界万物的本源，气的变化产生世界万物。气派生万物，通贯万物，"通天下一气"（《庄子·知北游》），这是中国古人一贯的认识方式。这个问题我们在第七章中已经详细讨论过。而正相反，在古代西方长期居统治地位的思想才是原子论、元素论思想，该思想认为世界的本源是某些不可分割的基本粒子或者基本元素。因此，把五行看作是构成世界的五种基本物质（元素），不符合中国古人的思维方式。

相对而言，把五行当作五种百姓日用所需之物，确实有文献依据，也相对言之成理。但这个作为日用"五材"，和《内经》用来解释天地万物运行规律和人体生理病理的五行，无论是其内涵还是外延，都是不同的。张其成

---

① 李约瑟. 中国古代科学思想史［M］. 南昌：江西人民出版社，1999：326.

先生指出，"'五行'早期指'五材'，即木、火、土、金、水五种基本物质、材料，后指与这五种物质材料有关的五种属性，已超越了实体形态。'气—阴阳—五行'从实体原型向虚体模型的转变，至迟是在西周末年"①。五行源自对"五材"的认识，但很早便超越了实体形态，这一点应该没有疑问。《素问·六节藏象论》曰："五运相袭，而皆治之。"王冰注曰："五运，谓五行之气，应天之运，而主化者也。"此处王冰以"五行之气"的运化来解释"五运"，也可见王冰所论五行，确实讲的是五气的运行，而非五种基本物质。

把五行认为是构成世界万物的五种基本物质，不仅与中国传统的认识不符，也与现代科学不符，那将导致对五行学说的粗暴否定，这是要引起中医学界重视的。

关于第三个问题，把"行"定义为运动变化，有一定道理，但不全面。"行"的本意为行走，《说文》曰："𠰌，人之步趋也。从彳从亍。"另外，"行"还可念 háng，有"行列""行业"之意。俗语所谓"三百六十行"，说的是各种行业，是一种职业的分类、排列方式。从这个角度上讲，五行可以看作一个把天地万物分为五类的分类体系，自然也可以念作 háng。

古人是如何定义五行呢？董仲舒《春秋繁露》云："天地之气，合而为一，分为阴阳，判为四时，列为五行。行者行也，其行不同，故谓之五行。"② 也就是说，天地之气，合起来看是一气，分开来就是阴阳二气。阴阳二气又可以分为四气，四气与四时、四方相应。土合四相，谓之五行。行的意思就是运行，五气运行的方式各不相同，所以称之为五行。

综上所述，五行是气的五种运行方式，分别用木、火、土、金、水来区

---

① 张其成．"气-阴阳-五行"模型的复杂性再探［J］．中国医药学报，2003（5）：276-278.

② 曾振宇；傅永聚注．春秋繁露新注［M］．商务印书馆，2010：272.

分。道及其所派生的气是世界万物的本源，气的变化产生阴阳，阴阳的变化和相互作用产生四时五行。五行之气各有其特征，各有其运动规律。五行之间，存在着相互作用。五行之气的运动变化和相互作用化生世界万物，故世界万物可以按其所秉的五行之气的不同进行分类，从这个角度上讲，五行又是一个分类模型。

五行之气的运行，最显著者莫过于一年四季之气候变迁。故恽铁樵《群经见智录》提出"五行为四时之代名词"一说，其文曰："《内经》言五行配以五脏，其来源本于天之四时。……春为发陈，乃万物向荣之候，此时植物之生意最著，则用木字以代表春季。夏日溽暑，骄阳若火，则以火字代表夏季。秋时万木黄落，有肃杀之气，比之兵革，则以金字代表秋季。金，兵也。冬令冱寒，惟水亦寒，冬为夏之对，水为火之对，故以水字代表冬季。夏至一阴生，其时为一岁之中央，其气候多湿，故以土字代表长夏。"① 高思华等人进一步阐发了这个观点，认为"木、火、土、金、水并不是什么物质的名称，而只是春、夏、长夏、秋、冬的气候和生化特点的一个抽象用语"②。此说颇有道理，也确实能在一定程度上解释五行的属性及生克等问题。但问题是，既然木、火、土、金、水就是春、夏、长夏、秋、冬的代名词，那为何不直接把五行称为春、夏、长夏、秋、冬呢？我们认为，古人用抽象的木、火、土、金、水来代表五行，是因为五行是一种开放的分类体系，万事万物可分五行，但五行又不具体属于任何一个事物，所以春属木，东方、温暖、树木、生发、早晨、青色等也都属木，但春并非就是木行；同样的，夏属火，南方、炎热、火焰、长养、中午、红色等都属于火，但火并非就是夏。其他各行也是如此。所以把五行简单地认为是"五时"的代名词，其问题与把五行简单地认为是"五材"相类，存在以偏概全之嫌。

---

① 恽铁樵. 群经见智录［M］. 福州：福建科学技术出版社，2006：31.
② 高思华. 五行学说之我见［J］. 中医杂志，1994，35（8）：24－26.

二、论五行的基本属性

五行之说，始见于《尚书·洪范》，其载："五行，一曰水，二曰火，三曰木，四曰金，五曰土。水曰润下，火曰炎上，木曰曲直，金曰从革，土爰稼穑。润下作咸，炎上作苦，曲直作酸，从革作辛，稼穑作甘。"

从《洪范》所论，我们可以看到五行的基本属性如下①。

（一）木曰曲直，曲直作酸

木，《说文》曰："朩，冒也。冒地而生。东方之行。从屮，下象其根。"屮，《说文》曰："屮，艸木初生也。象丨出形，有枝茎也。"从木的象形文字上，我们可以清楚地看出"木曰曲直"的含义：树干直上，树枝弯曲向上延伸，而树根则弯曲向下生长。草木大多是青色的，春天大地回暖，树木抽枝布叶、生机勃勃，初生的枝条、嫩叶也是青色的，并且带有酸味，所以春天、温暖、青色、酸味等都与木相关。所以由此引申，凡具备此类特征之物，皆可以归之为木行。

从"木曰曲直"的表述以及树木的生长特性来看，能曲能直是木的根本特征，初生之木一般都比较柔软（能曲），而壮盛之木一般都比较刚强（能直）；活木都比较柔软，死木则比较刚强。对木行的认识，学者们大都注意到木喜条达（直）的特性，注意到木的生发、向上向外的特性，却很少注意到木能曲能直、上行下达、向各个方向舒布生长的特征。

（二）火曰炎上，炎上作苦

火，《说文》曰："火，燬也。南方之行，炎而上，象形。"《释名》曰：

---

① 按，本文讨论五行的顺序，并未按照《洪范》水、火、木、金、土的顺序，而是按照《内经》常用的木、火、土、金、水的顺序（四时之序）。关于《洪范》五行的顺序，历代注家讨论虽多，要皆牵强，与本文大旨无关，故本文不取，亦不具论。

"火，化也，消化物也。亦言毁也，物入中皆毁坏也。"《白虎通》曰："火之为言化也，阳气用事，万物变化也。"火能烧毁万物，其性光明炎热，其势向上。火烤焦的食物一般都具有苦味，所以说"炎上作苦"。火之炎上，其势甚速，星星之火，可以燎原，所以迅速、剧烈也是火的特性。夏季是一年中最炎热的，中午是一天阳光最强的，南方的气候炎热。基于这些相似性，所以把热、光明、炎上、剧烈、焦苦之味、夏天、中午、南方等都归之为火行。

（三）土爱稼穑，稼穑作甘

土，《说文》曰："**土**，地之吐生物者也。二象地之下、地之中，物出形也。"① 稼穑，古以耕种为稼，收获曰穑②。土是能生长植物的地，是稼穑之本，万物皆由大地所承载，生由之，死亦归之。所以古人以土为万物之母，凡包容、持载、化育、长养等都属于土。人类所赖以生存的粮食，其味皆甘美平和，所以归之于土。

（四）金曰从革，从革作辛

金，《说文》曰："**金**，五色金也，黄为之长，久薶不生衣，百炼不轻，从革不违，西方之行。生于土，从土；左右注，象金在土中形；今声。"《五行大义》曰："许慎云，金者，禁也，阴气始起，万物禁止也，土生于金，字从土，左右注，象金在土中之形也，其时秋也。"金之本意为金属，而黄金最为珍贵。许慎论其德行曰：不锈蚀（久薶不生衣），稳定性强（百炼不轻），易于熔铸成器（从革不违）③。古人利用金属，除了用于制造礼器、生

---

① 按，《五行大义》曰："许慎云：其字二以象地之下与地之中，以一直画，象物初出地也。"可参。

② 按，《诗·魏风·伐檀》曰："不稼不穑，胡取禾三百廛兮?"《毛传》曰："种之曰稼，敛之曰穑。"

③ 按，《尚书·洪范》曰"金曰从革"，孔颖达疏曰："可改更者，可销铸以为器也。"也就是说，金能够顺从人的意图，熔化浇铸成各种器皿。

活用具、饰物之外，最重要的作用，可能是制作兵器：刀枪剑戟、甲胄弓矢，凡杀伐利器，莫不由金属制成。秋风萧瑟，天气渐凉，草木凋零，北雁南飞，一派肃杀之象。故凡秋天、清凉、肃杀、收敛等，皆可归之于金；日落于西，气温转凉，黑夜将临，故西方也属金。

辛，《说文》曰："辛，秋时万物成而孰；金刚味辛，辛痛即泣出。"《白虎通》曰："金味所以辛者，西方煞伤成物，辛所以煞伤之也，犹五味得辛乃委煞也。"从这些资料看，辛味之所以归之于金，可能跟其性味比较刺激，让人流泪有关。

关于"金曰从革"，有顺从和变革两个方面的含义。因循守旧，服从上级为"从"；改良革新，不服从上级为"革"。从之与革，看似矛盾，同具于金行之中，就如同金属制成的武器，可以用于杀伐，也可以用于抵御杀伐一样。军队也是这样，维护政权（从）和推翻政权（革）都要依靠军队。换言之，金代表一种双向的可能性：能从能革，当从则从，当革则革。

（五）水曰润下，润下作咸

水，《说文》曰："水，准也。北方之行。象众水并流，中有微阳之气也。"水能润泽万物，柔顺流动，其性趋下。水之气寒，故与冬天相应。冬天为一年之终，万物蛰藏，人民衣厚衣，避风寒。故凡寒气、闭藏、趋下、柔顺、滋润、终结之类，皆属于水。

从前面的论述不难发现，《尚书》"水曰润下，火曰炎上，木曰曲直，金曰从革，土爰稼穑"的表述，说的正是气的五种运行方式：木行，像木一样，温柔生发，能曲能直，上行下达；火行，像火一样，势可燎原，炎热向上；土行，像土一样，化育万物，春生秋成；金行，像金一样，收杀万物，能从能革；水行，像水一样，潜藏万物，能润能下。

或许有人觉得，上面的论述似乎有点牵强，且仅本《尚书》一家之说，可谓孤证，不足取信。那我们可以再举出更多的旁证来。

《素问·五常政大论》曰："黄帝问曰：太虚寥廓，五运回薄，衰盛不同，损益相从，愿闻平气何如而名？何如而纪也？岐伯对曰：昭乎哉问也！木曰敷和，火曰升明，土曰备化，金曰审平，水曰静顺。帝曰：其不及奈何？岐伯曰：木曰委和，火曰伏明，土曰卑监，金曰从革，水曰涸流。帝曰：太过何谓？岐伯曰：木曰发生，火曰赫曦，土曰敦阜，金曰坚成，水曰流衍。"

我们把这段对话的内容用表格表示如表9－1。

表9－1　《素问·五常政大论》部分内容转化表

	木	火	土	金	水
平气	敷和	升明	备化	审平	静顺
不及	委和	伏明	卑监	从革	涸流
太过	发生	赫曦	敦阜	坚成	流衍

五运，即五行之气的运行。《玉篇》曰："运，转也，动也。"《正韵》曰："运，行也，用也。"《素问·六节藏象论》曰："五运相袭，而皆治之，终朞之日，周而复始，时立气布，如环无端。"王冰注曰："五运，谓五行之气，应天之运而主化者也。"五气运行，有盛有衰，故有平气之时，有不及之时，有太过之时。以木气为例子。

木气在正常的情况下称为敷和。敷和，王冰注曰："敷布和气，物以生荣。"傅景华《黄帝内经素问译注》注曰："取木气平和，柔畅敷布义。"① 盖木气主春，温柔和畅，万物发生，敷陈其姿容，天地之间皆焕然一新。故《五常政大论》接着说："敷和之纪，木德周行，阳舒阴布，五化宣平，其气端，其性随，其用曲直，其化生荣，其类草木，其政发散，其候温和，其令风，……其物中坚。""其用曲直""其候温和""其物中坚"，皆木气平和之象也。

木气太过，则称为发生。发生，王冰注曰："宣发生气，万物以荣。"傅

---

① 傅景华．黄帝内经素问译注［M］．哈尔滨：黑龙江人民出版社，2008：354.

景华《黄帝内经素问译注》注曰："取生发太过，提早发育义。"① 盖木气主春，生发万物，若生发太过，则后劲不足，往往华而不实。故《五常政大论》接着说："发生之纪，是谓启陈，土疏泄，苍气达，阳和布化，阴气乃随，生气淳化，万物以荣，其化生，其气美，其政散，其令条舒，其动掉眩巅疾，……其物中坚外坚，其病怒。"启陈，即发陈，《素问·四气调神大论》曰："春三月，此谓发陈。"王冰注曰："春阳上升，气潜发散，生育庶物，陈其姿容，故曰发陈也。""其政散""其令条舒""其物中坚外坚"，凡此种种，皆木气太过，发越于外，能直不能曲之象也。

木气不及，则称为委和。委和，王冰注曰："阳和之气，委屈而少用也。"傅景华《黄帝内经素问译注》注曰："委，通'萎'。取生发不及，万物萎靡义。"② 谨按，此处"委"字，当训作"曲"，正"木曰曲直"之"曲"也。《说文》曰："委，随也。从女从禾。"徐铉曰："曲也。从禾垂穗，委曲之貌。"故《五常政大论》接着说："委和之纪，是谓胜生，生气不政，化气乃扬，长气自平，收令乃早，凉雨时降，风云并兴，草木晚荣，苍干凋落，物秀而实，肤肉内充，其气敛，其用聚，其动戾拘缓。"因发生之气不及，曲而不伸，故其气内敛，其用聚。能曲不能直，故其动戾拘缓。凡此种种，皆木气不及，委屈难伸之象也。

火、土、金、水之气的平和、太过、不及，可考之《五常政大论》，兹不备论。显然，《素问》之五行与《洪范》五行一脉相承，讲的都是气的五种运行方式和运行规律。

三、关于五行的起源

关于五行的起源，可谓杂见纷呈，莫衷一是。张效霞《脏腑真原》之

---

① 傅景华．黄帝内经素问译注 ［M］．哈尔滨：黑龙江人民出版社，2008：354.
② 同上。

"脏腑与五行"一章列为五种：①源于天赐；②源于五方；③源于五材；④源于五星；⑤源于自然崇拜①。贺娟教授"论五行学说的起源和形成"一文亦归结为五种：①源于五材；②源自五方；③源自五星；④源自手指的计数；⑤源自五时气候特点和生化特点的抽象②。其他各家，大概也都是从这几个方面进行讨论。

我们认为，五行学说的形成和发展，与很多其他的学说一样，本身就是一个复杂的历史过程，可谓非一人、一地、一时之作。五行学说的产生，毫无疑问是受到诸多因素影响的，以上每种起源说，都能够在一定程度上解释五行的内容，也各有其合理性和不足之处。没有必要一定要选择某一种作为唯一解释。

第二节　论五行与时空相配

讨论清楚五行的基本属性之后，我们再来谈谈五行与时空的相配问题。

一、论五行配时间

（一）论五行配四季

五行配四季，木应春、火应夏、金应秋、水应冬，这种配法从五行学说奠基开始一直沿用至今，而未有争议。其原因也比较容易理解：①木的特性是主生发，生生不息，上行下达，能曲能直，往各个方向伸展疏布；而春天则是万象更新，大地从冬日的严寒中复苏，花草树木抽枝布叶、生根发芽；鸟兽虫鱼也都从冬眠中醒来，呼朋引伴，繁衍生息。这些都跟五行木的特征

---

① 张效霞. 脏腑真原 [M]. 北京：华夏出版社，2010：105 – 109.
② 贺娟. 论五行学说的起源和形成 [J]. 北京：北京中医药大学学报，2011，34（7）：437 – 440.

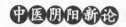

相应，故春属木。②火的特性是炎热向上，夏天在一年四季中最为炎热，阳光最为充足，故两者相应。③金的特性是能从能革，收杀万物，而秋天正是万物收藏的开始，树叶飘零，北雁南飞，空气清凉。这都与金气相应，故秋属金。④水的特性是滋润万物，柔顺流动，其性寒凉趋下。五行之中，火性炎热，而水性寒冷。一年之中，冬天最冷，而且落叶归根，动物蛰藏于地下，这都与水行相应，故冬属水。

（二）论五行配一日四时

一日之中，上午由冷转热，与春天相应，属木；中午最热，与夏天相应，属火；傍晚由热转凉，与秋相应，属金；夜半最冷，与冬天相应，属水。此一日之四时，亦无可议者也。

（三）论土之主时

五行之中，唯土之主时有不同说法。有认为土不主时，每个季节最后 18 日寄治者；有认为土长夏者；有认为五行平分一年，各 72 日主治者；有认为土主辰戌丑未月者。以下分别讨论。

1. 土不主时，四季各 18 日寄治说。 此说见于《素问·太阴阳明论》，其曰："脾者土也，治中央，常以四时长四脏，各十八日寄治，不得独主于时也。……土者生万物而法天地，故上下至头足，不得主时也。"其不独主时的原因是"土者生万物而法天地"，万物皆生于土，其重要性可与天地相参，所以不和其他四行同等，故不独主时，而每个季节都有 18 天归其节治。《素问·刺要论》曰："刺皮无伤肉，肉伤则内动脾，脾动则七十二日四季之月，病腹胀烦不嗜食。"亦同此说。《管子·四时》亦曰："中央曰土，土德实辅四时入出，……其德和平用均，中正无私，实辅四时。"

不难看出，土的特征是"中"，有空间之"中"、时间之"中"。以时间而言，一年四季，木火金水，迭相主治。土不偏向任何一行，故各取 18 日代治，比较符合其居中不偏的特性；另外，取四季之末者，承上启下，居两季之间，也很符合土居中央的特点。

2. 土主长夏说。 长夏一般指农历六月。《素问·六节藏象论》曰："春胜长夏，长夏胜冬，冬胜夏，夏胜秋，秋胜春，所谓得五行时之胜，各以气命其藏。"王冰注云："四时之中，加之长夏，故谓得五行时之胜也。所谓长夏者，六月也。土生于火，长在夏中，既长而王，故云长夏也。"土位中，以五行而言，木火为阳，金水为阴，土为阴阳之中，故居于火之后；以四时言，春夏为阳，秋冬为阴，故以土位六月，处阴阳之中，为从阳入阴之地；且为一年十二个月之中。总之，土主长夏，亦合乎土居中央的特点。

3. 五行各 72 日主治说。 此说首见于《管子·五行》，其曰："日至，睹甲子木行御。七十二日而毕……睹丙子火行御。七十二日而毕。……睹戊子火行御。七十二日而毕。……睹庚子金行御。七十二日而毕……睹壬子水行御。七十二日而毕。"也就是从冬至后第一个甲子日起为木气主令。过 72 日，则为丙子日，火气主令；再过 72 日，为戊子日，则是土气主令，如此类推。由于 72×5 = 360，比每年的天数要少 5 天多，所以冬至后甲子的日期可能存在 60 天的变化。比如公历 2013 年 12 月 24 为甲子日，此时才刚刚进入冬至，正严冬时节，按此说法却已是木气主令；过 72 日，2014 年 3 月 6 日为丙子日，刚惊蛰的第二天，还是早春时节，按此说法却已是火气主令。所以，这个说法并不是十分合理。

在中医运气学说中，一年被平分为木、火、土、金、水五步运。五运又有主客之分，主运每年固定不移，客运则随其年干变化。主运的交司时刻又随年支的不同而略有差异，以初运来说，其交司时刻为①：①申、子、辰年，大寒日寅时初刻起；②巳、酉、丑年，大寒日巳初初刻起。③寅、午、戌年，大寒日申时初刻起。④亥、卯、未年，大寒日亥初初刻起。

---

① 任应秋. 运气学说 [M]. 上海：上海科学技术出版，1982：50 - 51.

不难看出，五运的主运五步主要与二十四节气相关，主要考虑日地关系，与《管子·五行》相比，避免了其不足。又引入客运五步，通过主运和客运的相互作用来解释各年程气候的变化，解释力明显增强。

总体来说，这种配法，仍然强调土居一年之"中"这样一个观念，只不过把土行主治的时间加长到与其他四行同等的地位，可以说是"土主长夏说"的另一版本。

4. 土主辰戌丑未月说。《五行大义》曰："辰戌丑未，土也，位在中央，分王四季，寄治丙丁。"[①] 明确指出土位中央，而分王四季之说。其中季春为辰月，季夏为未月，季秋为戌月，季冬为丑月。此说在医家中运用较少，在命理学界则广泛使用，也是影响很大的学说之一，故录之以为备。此说可以说是"土不主时，每个季节最后 18 日寄治说"的变体。其虽以四季之月属土，而其实辰土中还藏有木与水，未土中藏有火与木，戌土中藏有火与金，丑土中藏有金与水。

二、论五行配空间

五行配空间，木位东、金位西、火位南、水位北、土居中，这种配法从五行学说奠基开始，就一直沿用至今，而无有争议。所可留意者，与五行配时间相对应的，"土主长夏说"对应"土位西南说"；"土主辰戌丑未说"对应"土主辰戌丑未四方说"。盖古人早已发现，时间与空间在本质上是统一的。上午太阳从东边升起，对应一年的春天；太阳逐渐移动到南方，时间则随之推移到中午，对应一年的夏天；太阳逐渐移动到西方，时间则流转至傍晚，对应一年的秋天；太阳继续移动，沉入地平线以下，时间则到了夜晚，对应一年之冬季。星辰的运行也呈现类似的规则，如《鹖冠子》曰："斗柄

---

① 隋·萧吉著；钱杭点校. 五行大义 [M] . 上海：上海书店出版社，2001：36.

东指，天下皆春；斗柄南指，天下皆夏；斗柄西指，天下皆秋；斗柄北指，天下皆冬。"① 凡此种种，皆体现出时空之间的和谐统一，并在五行学说中得到了完美的表达。

第三节　五行生克内涵辨析②

五行生克说是五行学说中的核心内容之一。目前中医学界对相生相克的理解尚存在不少缺陷，不能不辨。

一、对五行生克的主流解释及问题

相生，目前学术界一般认为是五行之间有序的递相资生、助长和促进的关系。如普通高等教育"十五"国家级规划教材《中医基础理论》的定义是："相生，即指木、火、土、金、水之间存在着有序的递相资生、助长和促进的关系。"又说："五行相生，实际上是指五行中的某一行对其子行的资生、促进和助长。"③

相克，学术界一般认为是五行之间有序的克制、制约关系。如普通高等教育"十五"国家级规划教材《中医基础理论》的定义是："五行相克，是指木、火、土、金、水之间存在着有序的递相克制、制约的关系。"④

上述定义忽略了五行之间更为复杂的关系。我们分如下几种情况讨论。

1. 相生两行间的促进作用。一般来说，母行能够资生子行，促进子行，这很容易理解。但子行也能够反过来促进母行，这就是《难经》所谓的"子

① 陆佃解．鹖冠子［M］．上海：上海古籍出版社，1990：10.

② 按，本节内容的主体已由《天津中医药大学学报》发表，参见：王正山、张其成"五行生克内涵辨析"。

③ 孙广仁．中医基础理论．北京：中国中医药出版社，2002：48.

④ 孙广仁．中医基础理论．北京：中国中医药出版社，2002：51.

能令母实"①。以木火为例，虽然是木生火，但火能够克金，故能防止金对木的过度克制，从而对木起到保护作用；水寒不能生木，而火的存在，却能暖水以生木。从这个意义上讲，火对木也是有促进和资生作用的。他行类推。换言之，相生的两行，不仅母行能够促进、资生子行，子行也能够反过来促进、资生母行。

2. 相生两行间的抑制作用。相生两行之间，也存在相互的制约和抑制作用。宋·徐大升《渊海子平》云："金赖土生，土多金埋；土赖火生，火多土焦；火赖木生，木多火炽；木赖水生，水多木漂；水赖金生，金多水浊。"② 这说的是母行过强，反害子行的情况。《难经》所谓"母能令子虚"① 也属于这种情况。临床所见消渴病中的中消，就是火多土焦的例子。人体以心、小肠为火，脾、胃为土，心、小肠之火不足，火不生土，则脾胃之阳衰，而失健运之权；心、小肠之火亢，火炎土燥，则脾胃之阴竭，亦失健运之权。由此可见，母行过强过弱，皆可导致子行之异常。子行对木行也可存在制约和抑制作用。《渊海子平》云："金能生水，水多金沉；水能生木，木盛水缩；木能生火，火多木焚；火能生土，土多火埋；土能生金，金多土变。"② 明·张景岳《类经附翼》云："木以生火，火胜则木乃灰烬；火以生土，土胜则火为扑灭；土以生金，金胜则土无发生；金以生水，水胜则金为沉溺；水以生木，木胜则水为壅滞。"③ 总而言之，母行对子行可以有抑制作用，子行也可能反过来抑制母行。

3. 相克两行间的抑制作用。五行中任意一行对其"所克"行的抑制作用显而易见，无须多言。而反作用也显而易见。《渊海子平》云："金能克木，

---

① 南京中医学院校释. 难经校释［M］. 北京：人民卫生出版社，1979：160.

② 宋·徐子平著；李峰整理. 渊海子平［M］. 海口：海南出版社，2001：94.

③ 明·张介宾. 类经（附《类经图翼》《类经附翼》）［M］. 北京：中国中医药出版社，1997：529.

木坚金缺；木能克土，土重木折；土能克水，水多土流；水能克火，火多水热；火能克金，金多火熄。"① 说的就是这种反作用。这种情况，一般称之为"反侮"。"反侮"属于生克的一种异常现象。但是，被克行对"克己"行的反作用，在正常情况下也是存在的。以金木为例，木气发散，敛之以金气，则木不过散，这是金对木的制约作用；反过来说，金气收敛，疏之以木气，则金不过敛，这是木对金的反作用。

4. 相克两行间的促进作用。以金木为例，金克木，但是金气的肃降能够化水以生木，如果金气不降，则水失生化之源而不能生木；木主疏泄和生发，生发太过，则亢而为病，金的制约恰恰是保证木行正常运行的条件。从这个意义上讲，金行对木行也是有帮助，有促进作用的。他行类推。《渊海子平》云："金旺得火方成器皿，火旺得水方成相济，水旺得土方成池沼，土旺得木方能疏通，木旺得金方成栋梁。"①说的就是相克两行中的促进作用。

清·陈士铎《外经微言》"顺逆探原篇"曰："五行顺生不生，逆死不死。生而不生者，金生水而克水，水生木而克木，木生火而克火，火生土而克土，土生金而克金，此害生于恩也。死而不死者，金克木而生木，木克土而生土，土克水而生水，水克火而生火，火克金而生金，此仁生于义也。夫五行之顺相生而相克，五行之逆不克而不生。逆之至者，顺之至也。"② 这正是对五行错综复杂关系的一种描述。

综上所述，促进作用并非相生两行间的唯一作用，相生两行之间也存在抑制作用；抑制作用也并非相克两行间的唯一作用，相克两行之间也存在促进作用。不难看出，简单地把相生解释为促进作用，相克解释为抑制作用，并没有抓住相生相克的本质。

---

① 宋·徐子平著；李峰整理. 渊海子平 [M]. 海口：海南出版社，2001：94.

② 清·陈士铎著，天津市中医药研究院编. 陈士铎医学全集 [M]. 北京：中医古籍出版社，1999：5.

二、论五行相生

目前，学术界解释相生的依据，归纳起来主要有两大类。

1. 基于"五行五材说"的解释。《五行大义》载《白虎通》云："木生火者，木性温暖，火伏其中，钻灼而出，故木生火；火生土者，火热，故能焚木，木焚而成灰，灰即土也，故火生土；土生金者，金居石，依山津润而生，聚土成山，山必生石，故土生金；金生水者，少阴之气润泽，流津销金，亦为水，所以山云而从润，故金生水；水生木者，因水润而能生，故水生木也。"① 这是古人基于五材的特点，对五行相生的直观解释。该解释未能说明相生的确切含义，而且存在明显的逻辑问题：木经钻灼而燃烧称之为木生火；以相同的逻辑，木经焚烧或者腐化可变成土，为何不说是木生土呢？金石撞击能够生出火花，为何不说是金生火呢？对此，贺娟教授指出，"木生火需燃木或钻木后才能生火，金生水解释为高温加热金属变为液态。这种需要外力的加入才存在的五行关系，不符合五行作为一种自然规律属于万物自然运转的基本属性，且此金生之'水'又非'水生木'之水，存在此'水'非彼'水'的问题，属于概念的偷换"②。

2. 基于"五行五时说"的解释。恽铁樵《群经见智录》提出"五行为四时之代名词"，并以季节间的更替解释相生。"木生火者，谓春既尽，夏当来，夏从春生也。火生土者，谓夏之季月为长夏，长夏从夏生也。……春主生，所以能成生之功者，实拜冬日秘藏之赐。夏主长，所以能成长之功者，拜春日发陈之赐，……故曰相生也。"③ 该解释主要有两层含义：第一，相生

---

① 萧吉. 五行大义 [M]. 南京：江苏古籍出版社，1988：68.

② 贺娟. 论五行学说的起源和形成 [J]. 北京：北京中医药大学学报，2011，34（7）：437–440.

③ 恽铁樵. 群经见智录 [M]. 福州：福建科学技术出版社，2005：32.

的两行，在时间上是连续的，子行承母行而来。第二，相生的两行，在性质上是有依赖的，子行依母行而生。此观点得到许多学者的认可（如贺娟①、高思华②等皆主此论）。然而这种解释存在两方面局限：首先，五行是一个囊括天地万物的分类体系，五时、五色、五音、五方等皆可分五行，认为五行就是五时之代名词，有以偏概全之嫌。其次，属性上的依赖，不足以解释相生。举例来说，春生为夏长的先决条件，没有春生，自然也没有夏长，故曰木生火。以相同的逻辑，没有春生，自然也没有秋成，春生也是秋成的先决条件，那么难道可以说春木生秋金吗？

可见，以上两种解释，都存在各自的局限性。那么相生的本质到底是什么？我们知道，五行之气的运行是有方向的：春天接下去就是夏天，上午过去是中午，太阳从东方移动到南方，木行之后就是火行，父母生出子女，这是不可逆转的秩序。基于这个观察，我们认为：五行相生的第一层意思，是五行在时间、空间和属性等的相续。所谓相续，也就是延续和发展。比如从木到火，是从温向热的转变，后者是前者的延续与发展；从金到水，是从凉到寒的转变，后者也是前者的延续与发展。同样的，父母生出子女，子女是父母生命的延续，其体质、长相、性格、生活习惯等都承袭父母而来，这同样也是时间、空间和属性上的一种相续。相续，在《内经》叫作"相袭"。《素问·六节藏象论》曰："五运相袭，而皆治之。"王冰注曰："袭，谓承袭，如嫡之承袭也。言五行之气，父子相承，主统一周之日，常如是无已，周而复始也。"③子承父业叫袭，正是我们这里所谓的相续。

一般来说，父母养育子女、爱护子女，对子女有长养促进作用，所以相

---

① 贺娟. 论五行学说的起源和形成 [J]. 北京中医药大学学报，2011，34 (7)：437-440.

② 高思华. 五行学说之我见 [J]. 中医杂志，1994，35 (8)：493-495.

③ 王冰. 重广补注黄帝内经素问 [M] //王冰医学全书. 北京：中国中医药出版社，2006：64.

生的第二层含义才是促进作用，可以谓之广义的"相生"。以人为喻，促进作用的来源很多，有来自父母的，也有来自子女、夫妻、兄弟、朋友甚至敌人的，这些都可以说是广义上的"相生"。五行系统，亦复如是，对任何一行，促进作用可以来自其他任意的一行，这些都可以说是广义的"相生"。

以上两层含义，第一层是本质的，绝对的；第二层则是派生的，相对的。相生的两行之间，既可以有促进作用，也可以有抑制作用，正常情况下，以促进作用为主。

三、论五行相克

我们先看看关于五行相克的几种主要解释。

《五行大义》云："克者，制罚为义，以其力强能制弱。故木克土，土克水，水克火，火克金，金克木。"①《白虎通》云："木克土者，专胜散；土克水者，实胜虚；水克火者，众胜寡；火克金者，精胜坚；金克木者，刚胜柔。"

由引文可见，《五行大义》以"制罚"解释相克，认为五行相克是五行之间的"力强能制弱"。假如五行之间的相克仅仅是力强者对力弱者的制约，那么，五行之间的相克就是按力量的大小排序，是一种"大于"关系：木＞土＞水＞火＞金。我们知道，大于关系是可传递的，如果 a＞b、b＞c，那么一定有 a＞c。换言之，如果五行相克是"力强能制弱"，那么木＞土、土＞水、水＞火将会推出木＞水、木＞火，也就是"木克水""木克火"这样的结论，这显然是不正确的。

再看《白虎通》的解释。《白虎通》认为，木克土是因为木"专"而土"散"，专能胜散，所以木克土；金克木是因为金"坚"而木"柔"，刚能胜

---

① 萧吉 . 五行大义［M］. 南京：江苏古籍出版社，1988：112.

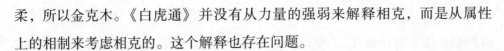

柔，所以金克木。《白虎通》并没有从力量的强弱来解释相克，而是从属性上的相制来考虑相克的。这个解释也存在问题。

第一，所谓专、柔这些特性，并没有一个清晰的定义。

第二，属性之间的相制并非不证自明。比如说"刚胜柔"看起来有道理，而《老子》云"柔弱胜刚强"，又曰"天下莫柔弱于水，而攻坚强者，莫之能胜"也很有道理。所以属性的相制，缺乏坚实的依据。

第三，存在逻辑上的悖论。比如土克水，《白虎通》解释为"实胜虚"，而我们知道，相对于土，金属的密度更高，应该更为坚实，难道可以说金克水吗？同样的，金克木，《白虎通》解释为"刚胜柔"，而木之柔远不及水，那么以相同的逻辑，难道能有"金克水"吗？总之，《白虎通》的解释也很难让人满意。

清·黄元御《四圣心源》中有"五行生克"一篇，认为五行之生克，"皆以气而不以质也，成质则不能生克矣"。又曰："相克者，制其太过也。木性发散，敛之以金气，则木不过散；火性升炎，伏之以水气，则火不过炎；土性濡湿，疏之以木气，则土不过湿；金性收敛，温之以火气，则金不过收；水性降润，渗之以土气，则水不过润。皆气化自然之妙也。"① 黄氏从五行之气相互制约的角度来解释五行生克，逻辑比较清晰，超于同时代诸家之上。不过，这个解释并非无可挑剔。"木性发散，敛之以金气，则木不过散"，所以说"金克木"；反过来说，金气收敛，疏之以木气，则金不过敛，似乎也能说通，为何不说"木克金"呢？同样的，"火性升炎，伏之以水气，则火不过炎"，所以说"水克火"；反过来说，水性寒凉，暖之以火气，则水不过寒，似乎也能说通，为何不说"火克水"呢？其他诸行，也存在同样的问题。黄氏的解释仍然难以令人信服。

---

① 清·黄元御著；麻瑞亭等点校. 四圣心源［M］//黄元御知书十一种（下）. 北京：人民卫生出版社，1990（8）：26.

恽铁樵《群经见智录》提出"五行为四时之代名词"，并以季节间的相互抑制作用来解释相克。"春行秋令，勾萌乍达，肃杀之气加之，春之功用败矣。夏行冬令，严寒折盛热，闭不得发，长养之功隳矣。秋行夏令，收束不得，发泄无余，秀不实矣。冬见长夏郁蒸之气，寒水不冰，当收反泄，盖藏竭矣。长夏为夏至阴生之候，行春令，则阳亢不和矣，故曰克也。"① 此种解释主要突出了各个季节受其相胜行的异常影响而导致的问题，对其他行的异常导致的问题则缺而不论。以春天为例，春天应该温暖和畅，偏热、偏湿、偏寒都会导致万物的生机异常，非独凉燥之气也。那难道能够因此推出"水克木""火克木""土克木"之类的结论吗？

由上可知，目前学术界关于五行相克的讨论虽众说纷纭，始终未得其当，其问题就出在把相克简单解释为抑制作用。

借鉴上节关于相生的定义，我们认为，相克有如下两层含义。

第一层含义：是五行在时间、空间、属性等的相离与对待。五行按时空和属性的相续是木、火、土、金、水。不难发现，凡时空上相离（不相续）的两行，必定存在相克的关系。所谓属性上的对待，是指相克的两行，其五行之气的运行方式是有差别的，甚至是相反的。比如水润下、火炎上，两者运动的趋势相反，所以相克；金主收敛，木主条达发散，两者相反，所以相克。

第二层含义：是属性上的抑制、制约作用。相克的两行，因为时空上不是相续的，属性上是差异较大、相互对峙的，所以相互之间存在抑制作用。所以一般也把抑制作用称为相克，这可以说是广义的相克。

以上两层含义，第一层是本质的，绝对的；第二层则是派生的，相对的。相克的两行之间，既可以有抑制作用，也可以有促进作用，正常情况下，以

---

① 恽铁樵. 群经见智录 [M]. 福州：福建科学技术出版社，2005：32.

抑制作用为主。

应该注意，中医书籍中的所谓生克，有时候是广义的，有时候则是狭义的。比如我们说"生中有克"的时候，"生"是狭义的相生，而"克"则是广义的相克，说的是抑制作用；说"克中有生"的时候，"克"是狭义的相克，而"生"则是广义的相生，指的是促进作用。如果不能意识到这一点，那就很容易遇到逻辑上的问题。

第四节　论五行的阴阳属性

一、金木水火的阴阳属性

在第八章中，我们讨论了"四象"与四季相配的两种方法，根据五行与四季相应的关系，则不难推出五行的阴阳属性。

1. "正统四象说"。以春为少阳，夏为太阳，秋为少阴，冬为太阴。相应地，因春属木，故木为少阳。夏为火，故火为太阳。秋属金，故金为少阴。冬属水，故水为太阴。

2. "医家四象说"。以春为少阳，夏为太阳，秋为太阴，冬为少阴。相应地，因春属木，故木为少阳。夏为火，故火为太阳。秋属金，故金为太阴。冬属水，故水为少阴。

以上两说，因为对阴阳的定义不同，故所观察到的阴阳变化规律有异，两者皆有道理，故两存之可也。四象再合居中转运之"土"，即为五行。故此处需要重点讨论的是土的阴阳属性。

二、土的阴阳属性

土的阴阳属性该如何判断呢？这可以从不同的角度来看。

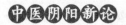

（一）土居阴阳之"中"，得阴阳之平

我们知道土的核心特性是"中"：非上非下，非左非右，非清非浊，非润非燥，非寒非热，非阴非阳，处一切对立两端的中间而得其平，故谓之"中"。

（二）以外内言，土居内，相对其他四行为至阴

我们知道，论及位置之阴阳，则外为阳，而内为阴。五行之位，四象居外，土居中转运，从这个角度来看，四象为阳，土为阴。四象之中，已有太少阴阳。以外内而言，土相比太阴少阴皆属阴，故曰"至阴"，故《素问·金匮真言论》曰："腹为阴，阴中之至阴，脾也。"

三、《黄帝内经》"至阴"考

"至阴"之说，《内经》中凡24现，从五行的角度来看，大致可概括为两种含义。

（一）土为至阴

如上所论，以外内言，土居内，相对其他四行为至阴。土在脏为脾，在时应长夏，六气应太阴湿土，五运为土运，在大自然中应地。相应地，脾、长夏、四之气、土气、地气也经常被《内经》称为"至阴"。

1. 指脾脏。 如"金匮真言论""阴阳系日月""九针十二原"等篇中所论皆是。《素问·六节藏象论》曰："脾、胃、大肠、小肠、三焦、膀胱者，仓廪之本，营之居也，名曰器，能化糟粕，转味而入出者也，其华在唇四白，其充在肌，其味甘，其色黄，此至阴之类，通于土气。"这里把脾、胃、大肠、小肠、三焦、膀胱皆称作"仓廪之本"。而考《五行大义》引《内经》之文曰："脾者，仓廪之本，名曰兴化，能化糟粕，转味出入，至阴之类，故通土气。"此处经文互异，似当以《五行大义》所引为优，连后文"其华在唇四白，其充在肌，其味甘，其色黄"读之，不难发现，"其"字所指当为

脾（或脾胃），不当包括大肠、小肠、三焦、膀胱诸腑[①]。

2. 指长夏。 如《素问·痹论》曰："以至阴遇此者，为肌痹。"《素问·阴阳类论》曰："夏三月之病，至阴不过十日，阴阳交，期在濂水。"皆是。

3. 指四之气，主气太阴湿土。 如《素问·至真要大论》曰："岁太阴在泉，草乃早荣，湿淫所胜，则埃昏岩谷，黄反见黑，至阴之交，民病饮积，心痛，耳聋……"

4. 指土气。 如《素问·五常政大论》曰："敦阜之纪，是谓广化。厚德清静，顺长以盈，至阴内实，物化充成，烟埃朦郁，见于厚土。"按，敦阜之纪，指六甲年，土运太过。此处"至阴"，指土气。

5. 指地气。《素问·方盛衰论》曰："至阴虚，天气绝；至阳盛，地气不足。"马莳注曰："地位乎下，为至阴，若至阴虚，则天气绝而不降。"吴崑注曰："至阴脾也，天气肺也，至阳壮火也，地气脾胃之气也。言脾气虚者，肺气必绝。"脾乃人身之地，肺乃人身之天，二家之注实同。

（二）水为至阴

除土之外，水在《内经》中也经常被称为至阴。水在脏为肾，在腑为膀胱。故相应地，《内经》中"至阴"也与肾和膀胱有关系。

1. 指肾和肾精。《素问·水热穴论》曰："肾者至阴也，至阴者盛水也。"又曰："肾者牝脏也，地气上者属于肾，而生水液也，故曰至阴。"此处明言肾为至阴，而主水。《素问·解精微论》亦曰"至阴者肾之精也"，明以至阴指代肾精。

2. 足太阳膀胱经之井穴。 太阳膀胱为寒水之经，至阴穴为其最末之处，与肾经相通，故曰至阴，亦与五行之水相应。

揆其本意，大约以水于时为冬，为四季最寒之时；于四方而言为北，为

---

① 王正山，张其成.《五行大义》引《内经》考［J］.中华医史杂志，2013，43（4）：227.

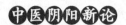

四方中最寒之地，有此二因，故曰水为"至阴"。

综上所论，五行之中，水和土都常被称为"至阴"。所谓至阴，也就是"极阴"，也就是"阴中之阴"①，阴之盛极也。如果我们从《易经》的角度看，不难发现，坤为土，坎为水。先天坤卦居北方，后天坎卦居北方，北方乃寒水之气，阴气盛极，故曰"至阴"。又土为湿气，水为寒气，水之与湿，异名而同类也，故两者皆可称为"至阴"。

---

① 按，至阴，杨上善解作"极阴"，张景岳、马莳则解作"阴中之阴"，其实质都是一样的。